最新医療機器を使用した高水準の日帰り手術を実現

診察・治療から
手術まで、
トータルアイケア
を提供

プレミアム白内障手術

ライフスタイルに合わせてお選び頂けるよう、単焦点と多焦点レンズ（選定療養・自由診療）を、どこよりも豊富にご用意。また、レーザーを用いて行う手術の選択も可能なテーラーメイドの白内障手術を提供いたします。

緑内障手術

薬物治療やレーザー治療などの治療法によっても十分な眼圧下降が得られない緑内障病態の眼圧下降に、最新の緑内障手術を行っております。さらに、低侵襲緑内障手術のiStent治療では、全国トップレベルの経験があります。

網膜硝子体手術

全国的にも先駆けて、最先端の網膜硝子体手術装置を導入し、本術式を確立してきました。さらに、25・27Gシステム極小切開（現在世界最小）による日帰り硝子体手術を実施しており、早期の社会復帰が可能です。

選べる屈折矯正治療

眼鏡やコンタクトレンズに頼らず快適な生活ができるために、眼内コンタクトレンズ（ICL・IPCL）からレーシック、ナイトレンズや点眼薬治療まで、患者様のライフスタイルに合わせて提供いたします。

硝子体内注射

（加齢黄斑変性、糖尿病網膜症、網膜静脈閉塞、強度近視など）
各種抗VEGF薬治療を行っています。

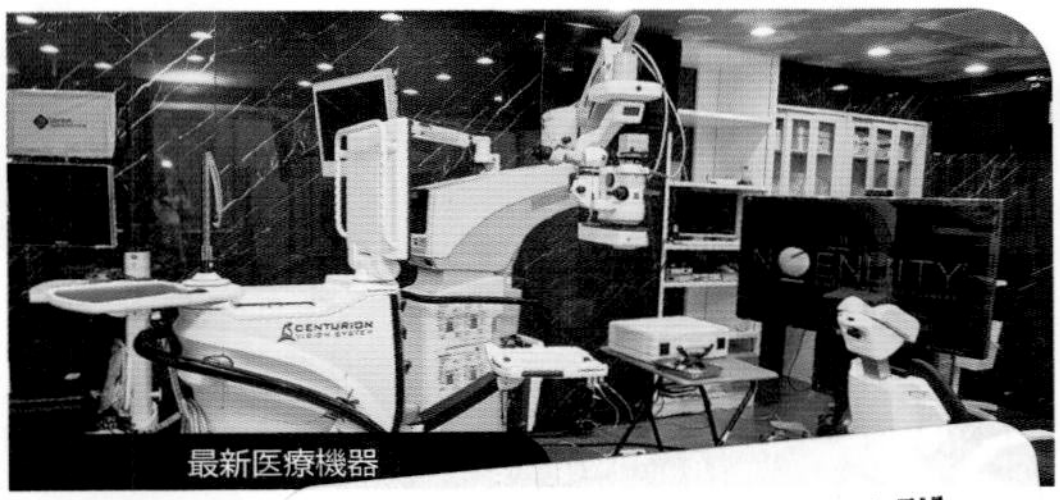
最新医療機器

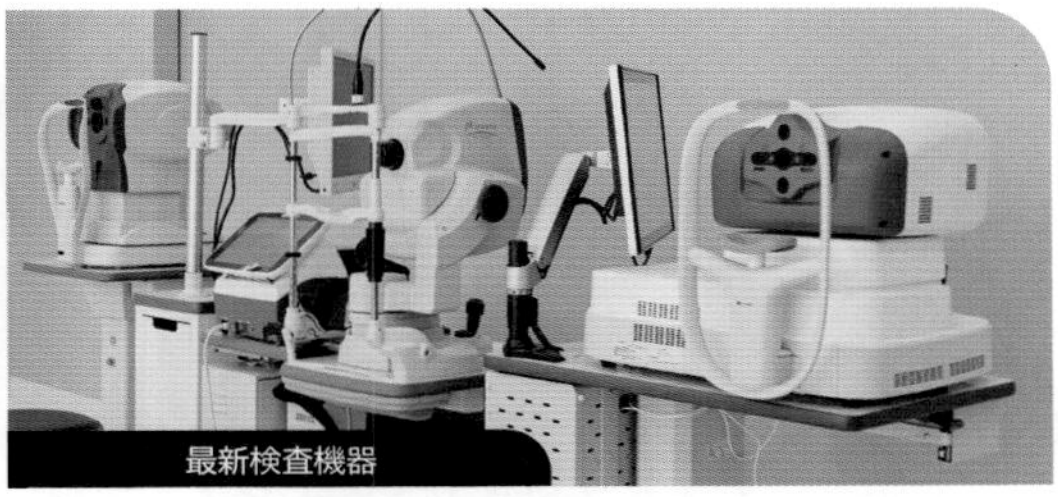
最新検査機器

開放感あふれる待合室

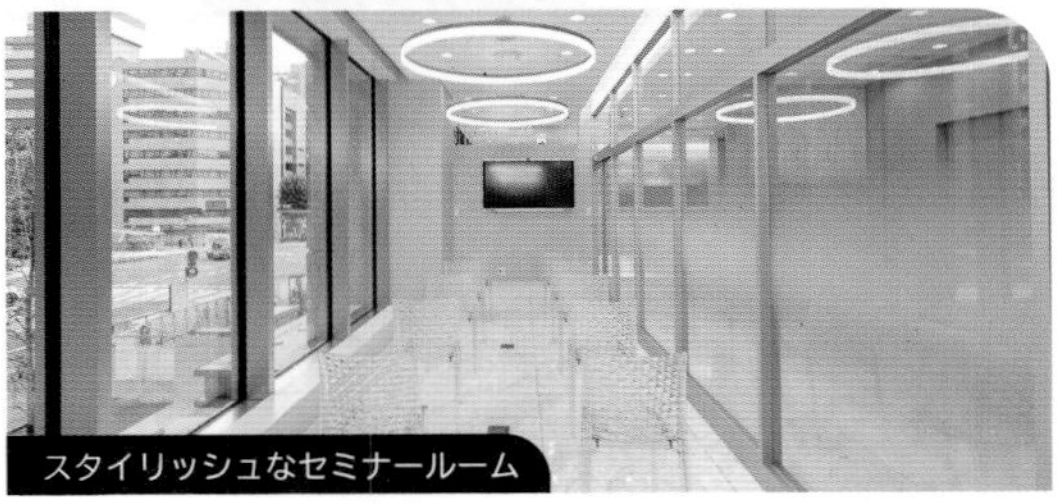
スタイリッシュなセミナールーム

その他

目に関するお悩みや質問がありましたら、お気軽にご相談ください。

- **まぶたのケア**（眼瞼内反症、まつ毛内反症、瞼のイボ）
  眼瞼下垂手術（炭酸ガスレーザー使用）
- **円錐角膜治療**（クロスリンキング）
- **角膜内皮移植**（DSAEK・DMEK）・**結膜の手術**
- **眼ドック**
- **コンタクトレンズ・お子様の目のケア**
  【屈折異常（近視、遠視、乱視）、弱視、斜視、仮性近視、アレルギー疾患、オルソケラトロジー（ナイトレンズ）など】

eye care clinic Tokyo

アイケアクリニック東京
〒103-0027 東京都中央区日本橋 2-8-1 東京日本橋タワーアネックス 2 階
TEL.03-6262-6100

eye care clinic
total eye care
医療法人社団
トータルアイケア

EYE CARE CLINIC
アイケアクリニック
〒340-0034
埼玉県草加市氷川町 829
TEL.048-929-6006

EYE CARE CLINIC KAWAGUCHI WARABI
かわぐち蕨院
〒335-0002
埼玉県蕨市塚越 1-6-14
第一商事ビル 1F
TEL.048-446-6629

EYE CARE CLINIC FUKUSHIMA
福島院
〒960-8031
福島県福島市栄町 1-35
福島キャピタルフロント 7F
TEL.024-526-0006

近視ケアクリニック渋谷
〒150-0002 東京都渋谷区渋谷 1 丁目 7-7

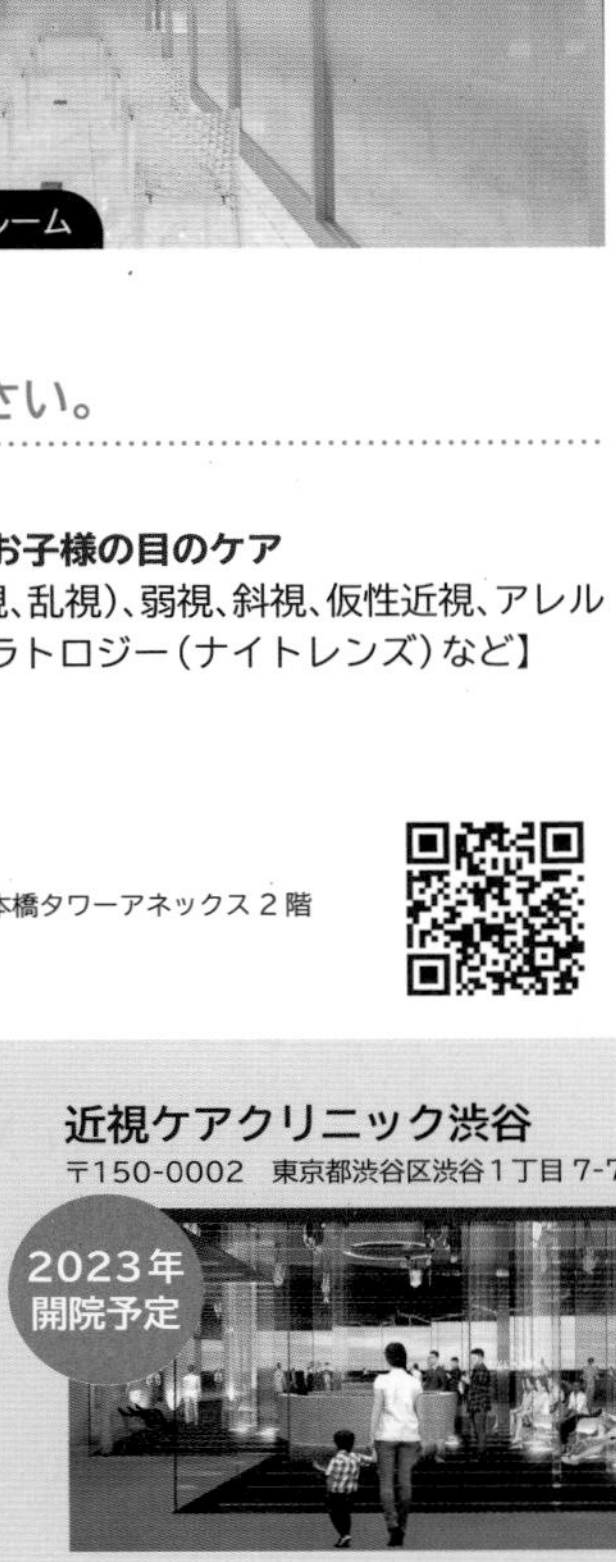

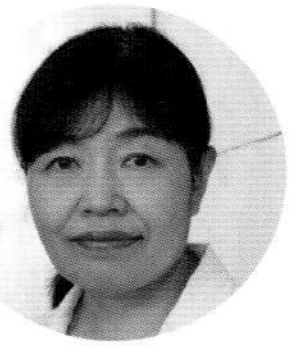

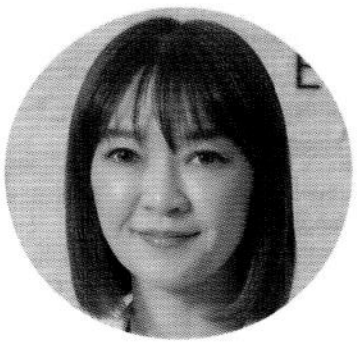

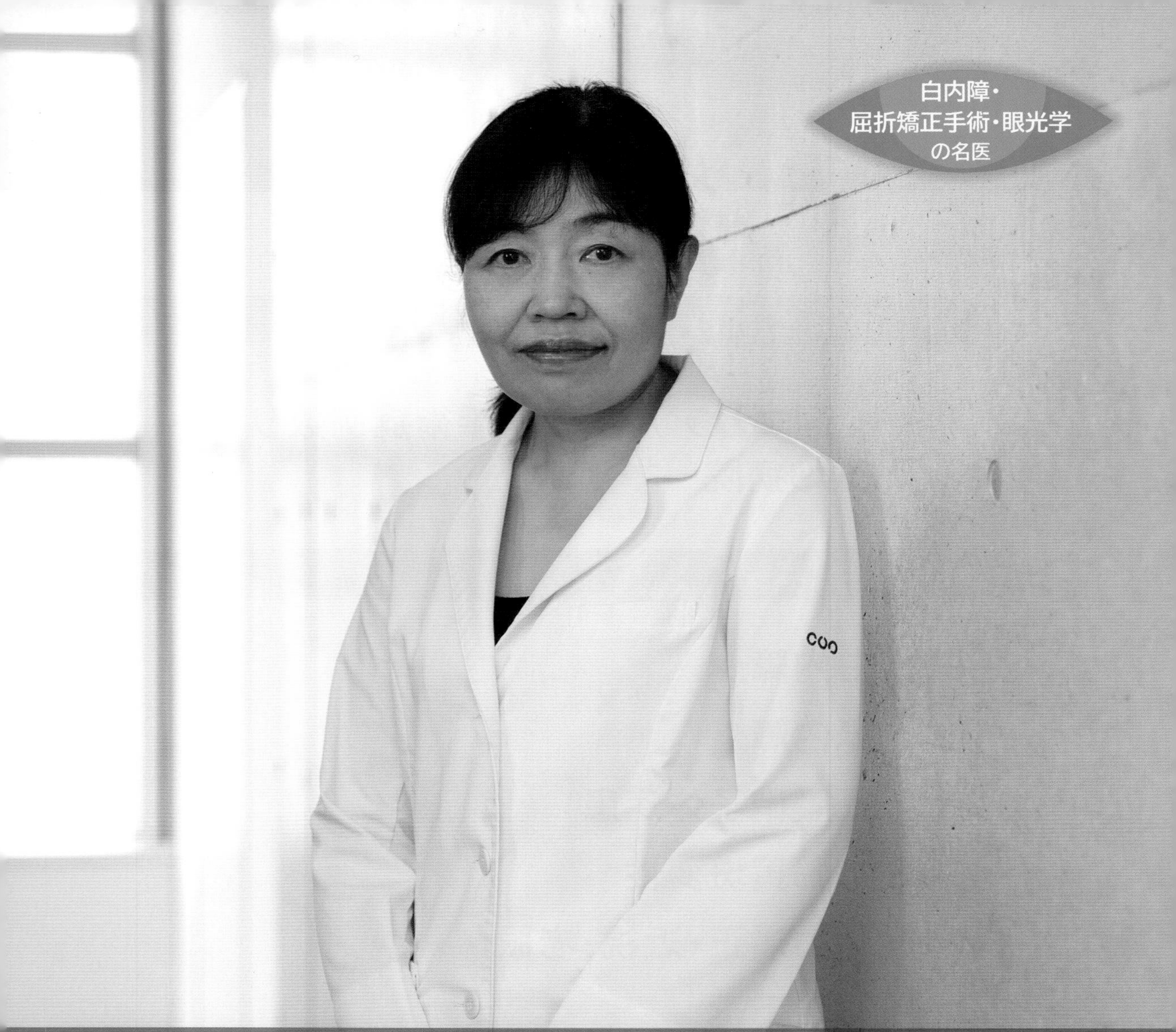

白内障・
屈折矯正手術・眼光学
の名医

大事なのはモチベーションを高く保てること

信念を持って研究と臨床を続け
質の高い「見え方」を追求

慶應義塾大学医学部
眼科学教室　教授

根岸 一乃

（ねぎし・かずの）

医学博士。1988年慶應義塾大学医学部卒業。国立埼玉病院（現・国立病院機構埼玉病院）眼科医長、東京電力病院眼科科長などを経て、1999年慶應義塾大学病院に着任。2017年より現職。2021年より教室主任も兼務。日本眼科学会認定眼科専門医・評議員、日本白内障学会評議員、日本眼光学学会副理事長、日本老視学会理事長など。

私たちのQOL（生活の質）に大きく影響する、「見え方」。慶應義塾大学の眼科学教室主任を務める根岸一乃教授は自分の興味・関心を大切にしながら、見え方の質の向上につながるような研究と臨床の両方に、打ち込んできた。今までの日々と今後の眼科学教室に期待することについて、語っていただいた。

取材・文／高橋美森　撮影／増田 智

患者のＱＯＬ向上に貢献できる医療を提供したい

――眼科医を志したきっかけを教えてください。

医学部に進学しようと考えたのは、10代のときに親族が、がんで亡くなったことがきっかけです。素人心に「がんを治すなら手術だろう」と思っていたので、入学前から外科系の診療科に進みたいと考えていました。臨床実習が始まってからは、いろいろな診療科で手術見学をしましたが、その中で眼科の手術が最も美しく、心を惹かれました。

また、眼科手術をお受けになる多くの患者さんは手術の効果について、身をもって実感することになります。学生のとき、手術翌日に、医師の手を握って「見えます！」とおっしゃって涙を流して喜んでいる姿を目の当たりにし、素晴らしい職業だなと思い、眼科に決めました。

――白内障の治療と研究について、お聞かせください。

白内障は患者さんのＱＯＬ（生活の質）に直結する疾患です。手術では、濁った水晶体を超音波で砕き、人工の眼内レンズで置き換えます。

今では広く普及している超音波を使用する手術が、海外から日本に入ってきたのは１９８０年代後半のことでした。80年代後半から90年代は、白内障手術の技術革新が最も著しかった時代でした。

私が慶應義塾大学を卒業して、眼科学教室に入局し、研修医生活をスタートさせたのも、88年。当時、本学でも白内障関連の研究を行い、世界の学会で活躍されている先生が複数いらっしゃったので、それらの先輩から研究にお誘いいただいたのが、この分野にはいったきっかけでした。慶應の先輩方は主として、白内障の術後合併症の研究を中心にされていましたが、私は術後視機能、すなわち術後の見え方の質を向上させるにはどうしたらいいかというところに興味を持ち、それに役立つ臨床手技として当時は黎明期であった屈折矯正手術もいち早く習得しました。

視力以外の見え方の質を考慮しライフスタイルにあう治療を目指す

――見え方はどのように改善を目指すのでしょうか。

現在、専門としているのは眼光学という分野です。私たちの眼に入ってきた光は角膜や水晶体、硝子体などを通って、網膜に到達し、視神経を介して、脳に伝わり像として認識されます。眼光学の研究は、光が網膜に到達するまでの、眼のカメラとしての機能を解析したり、医療機器を開発したりといった内容で、工学系の先生との共同研究や臨床に直結する研究が多くなります。

一般的には、見え方の評価として知られているのは、視力のみだと思いますが、視力は見え方の一部を評価しているにすぎません。しかし、近年、光学技術が眼科の臨床領域に応用されたことにより、より客観的で詳細な見え方の評価ができるようになりました。

とくに波動光学の概念が眼科臨床領域に応用された90年代終わりごろからは、白内障・屈折矯正手術はさらに進歩し、一段上の手術が可能となりました。

このころはまだ眼科医の眼光学研究者は非常に少なかったのですが、私は比較的早期からそこに興味を持ち、それ以来、見え方の質の評価、治療の評価、そして見え方の質を上げるための方策、そしてこれらが患者さんのQOLに与える影響などを中心に研究してきました。

——実際には、どのように診断をされているのですか。

先ほど視力は見え方の一部の評価でしかない、とお話ししましたが、眼科医でもそれをよく理解している人は少ないと思います。古来の考え方では、視力が1・0以上あれば、正常とみなされますが、視力が良くても見え方の質が悪く、生活の中で苦労されている方は意外といらっしゃいます。しかし、患者さんは自分の症状がわかってもらえないという状況にいます。

当科では、最先端の医療機器を用いて、見えにくい原因を光学的に評価できる体制を整えています。もちろん、診断がつくかどうか、診断がついたとしても治療可能かどうかは、その方の状態によって異なりますが、可能な限りの検査法で眼の状態を

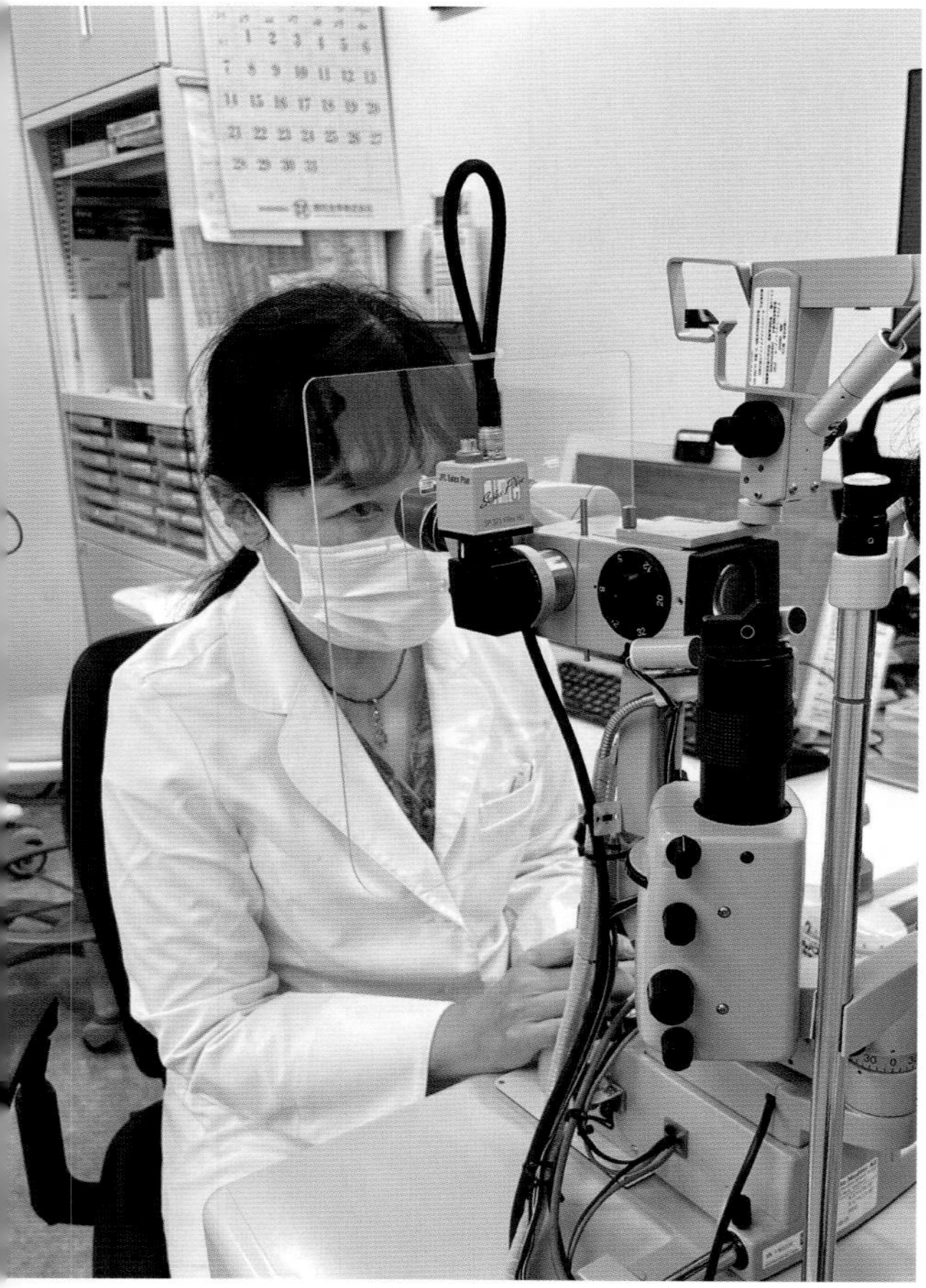

COLUMN

オーケストラで身につけたリーダーシップと勝負強さ

子どもの頃からずっと部活動で音楽をやっていました。小学校ではトランペットと打楽器だけで編成されたトランペット鼓隊でスネアドラムを担当し、中学はブラスバンドに入りました。高校からオーケストラを始め、大学では医学部管弦楽団でコンサートミストレス（女性のバイオリンのトップ奏者）をしていました。

コンサートミストレスは第2の指揮者ともいわれるポジションで、50人以上いるオーケストラという組織全体を見なければいけないうえに、ソロ演奏も担当します。定期演奏会に向けて練習するなかでプレッシャーは非常に大きいものでした。

またそのときに、組織のトップは、2番目以降のポジションとは全く異なるものであることをよく理解しました。

このような「トップのプレッシャー」を学生時代に経験したのはすごくよかったと思います。信じていただけないかもしれませんが、その後医師となって35年たっても、いまだにその時に勝るプレッシャーを感じたことはありません。学生のときの経験が、卒業後もすべてに生きています。

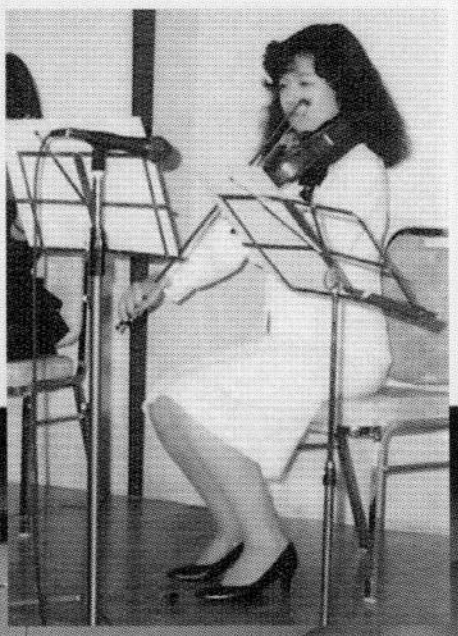

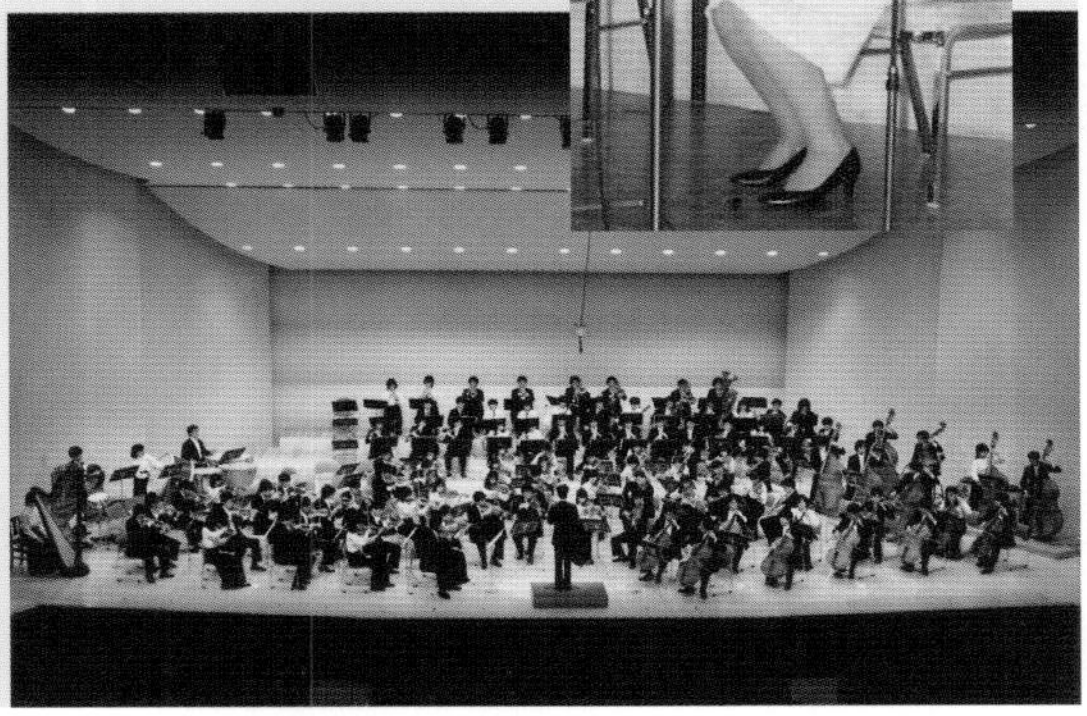

しっかりと評価できることは患者さんにとって大きなメリットだと思います。全国的に眼光学に基づいた診断をやっているところはまだ多くはなく、全国から患者さんをご紹介いただいています。

研究は楽しい思い出ばかり

――研究を続けてきて大変だったことはありますか。

過ぎたことは自然と全部忘れる性格なので、大変なこともあったのかもしれませんが、具体的には思いだせません(笑)。覚えているのは楽しかったことばかりです。例えば、研究する前には、仮説を立て、結果をある程度予測して始めるわけですが、予想通りになればうれしいですし、逆に全く違う結果であれば、一緒に実験していた人とディスカッションしてなぜなのか考えることになりま

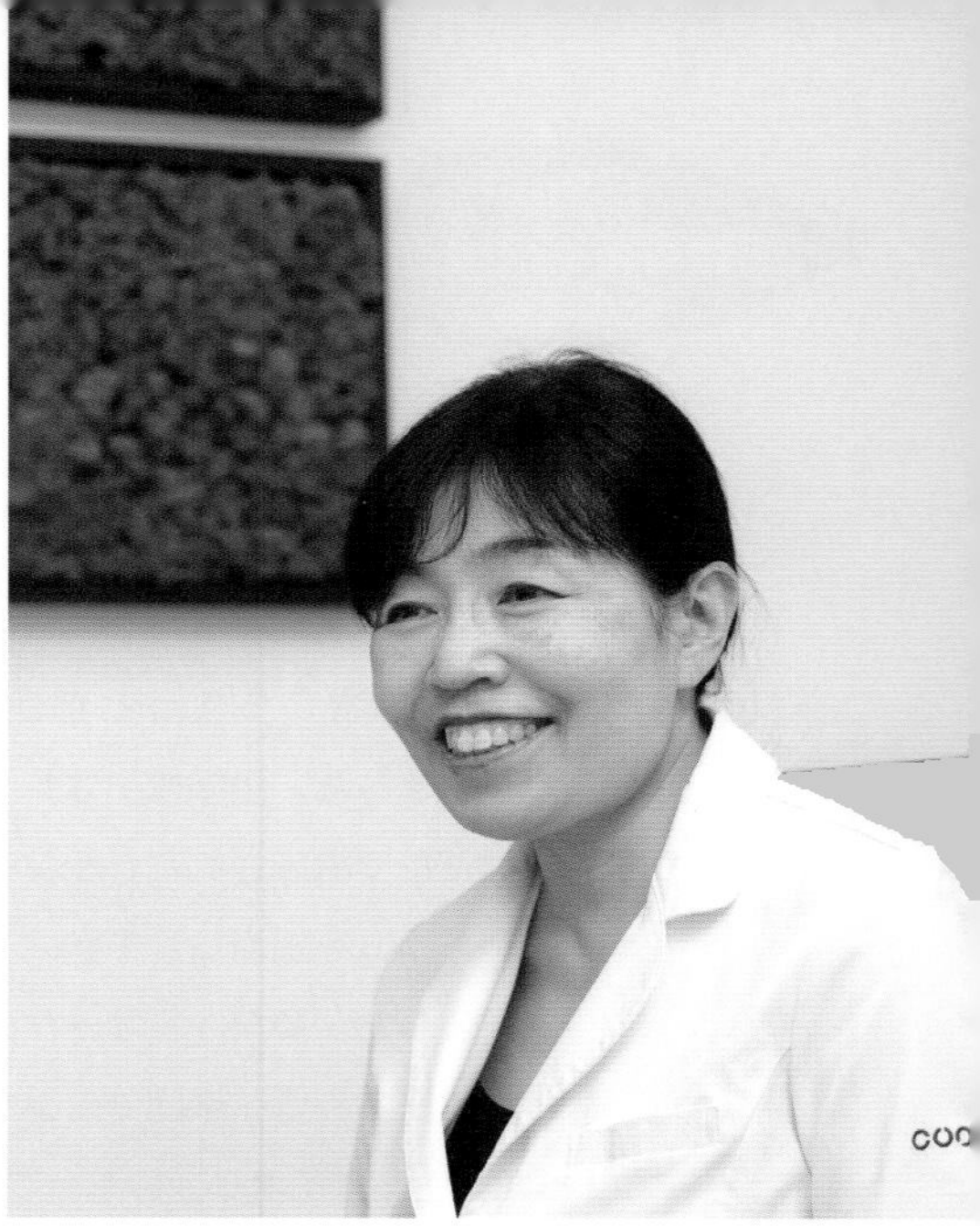

す。この時間もまた楽しく、いい思い出です。

現代は情報量も増える一方ですので、若い世代の方々はタイムパフォーマンスを非常に重視して行動しています。それは、この時代にあっては、非常に重要なことだと思います。しかし一方で、物事にはやってみないとわからないという側面があることも知ってほしいです。当時は「無駄」と感じたことが、10年後に貴重な経験として生きることがあるかもしれません。興味を持ったことには、とりあえずチャレンジしてほしいですね。

——研究生活で大切にしていることは何ですか。

当教室は伝統的に自由な雰囲気があり、上から「〇〇の研究をしなさい」と強要されるようなことはありません。それは反面、自分のやりたいことは自分自身でしっかりと見つけていかないといけないということです。私の場合は、当時学内では誰も興味を持っていなかった眼光学に強く興味を引かれたので、そのときから海外の学会にもほぼ一人で行っていました。この分野が長く大事な分野として残っていくのかどうかも全くわかりませんでしたが、学会で新しい知識を学ぶのはとてもエキサイティングでした。

そのうち、後輩の先生で同じ分野に興味をもつ人が出てきて、学会もチーム数名で行けるようになりました。いまでは、その先生方が独立してご自身で研究を発展させ、後進を指導されていることはとてもうれしいことです。

人は、他人から強要されたことを続けるのはいずれつらくなりますが、自分のやりたいことならいくらでも頑張ることができますから、自分の好奇心と興味を大事にすることはとても重要だと思います。

後輩の先生方も「これがやりたい」という思いがしっかりあって、ぶれないでやっている人が、最終的にうまくいっていると思います。

眼疾患の治療を通じて全身の健康につなげていく

——教室の今後に期待することは、どのようなことでしょう。

慶應の伝統は基礎医学と臨床医学の融合です。当教室は、臨床では全国規模で最後の砦となるような診療ができる施設を目指していますし、基礎研究も世界トップクラスの研究成果が出ています。最終的には基礎研究の成果を臨床に応用して、慶應眼科発の治療で多くの患者さんに貢献できることを願っています。

また、当教室は関連病院も含めると、150人ぐらいの眼科医が医局員として在籍しており、眼科としては大きな組織だと思いますが、その中で、私自身は、多様性や個性を大事にしようと考えています。

所属する医師には、それぞれのモチベーションを大事にして、自分の興味のある分野を研究してほしいですね。本学の眼科はそれぞれの分野に指導者がいますし、自分が興味を持った分野の研究をできる体制になっています。

先ほどの繰り返しになりますが、好きなことにはいくらでも取り組めると思いますが、嫌なことをやらなければいけないとなると、あまりモチベーションって湧かないですよね。ですから、臨床をやりたい人は臨床を一生懸命やっていいし、研究が好きな人は研究へ熱心に打ち込んでいい。また、イノベーションに力を入れる人もいるというように、誰もが打ち込めるテーマを持つことは大事だと思います。

しかしそれでいて、教室全体としては臨床医学の教室として患者さんに貢献すること、診療の最後の砦となる診療技術を持てるよう日々研鑽を積むこと、後進を大事に育てること、これが根底になければならないと考えています。

――読者へのメッセージをお願いします。

情報の90パーセント近くは目から入るといわれており、人生100年時代において、目の健康を保つということは、健康寿命の延伸に直結する非常に大事なことです。

年齢とともに目の不調が出てくる方が増えるのですが、「ただの老眼だろう」といった自己判断で眼科を受診されない方が多くいて、その中には眼の疾患の方も含まれていると拝察されます。また、緑内障のように失明のおそれがあるのに進行するまで自覚症状の出ない病気もあります。

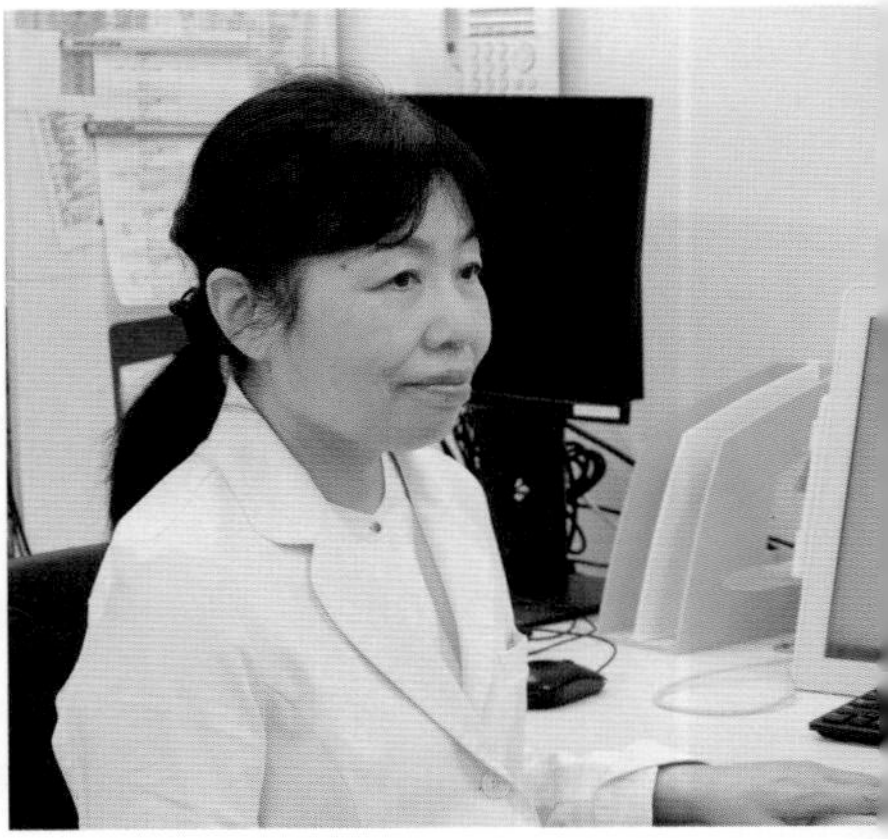

特に40代以降の方が目の不調を感じたら、一度は眼科を受診して放置してよいのかどうかきちんと診断してもらいましょう。また、自覚症状はなくても、年に1回は人間ドックの眼の検診や眼科受診をして目の健康チェックをされることを推奨します。一生、眼の機能を維持し、生活を楽しむためにも、おかしいなと思ったら早めの眼科受診をお勧めします。

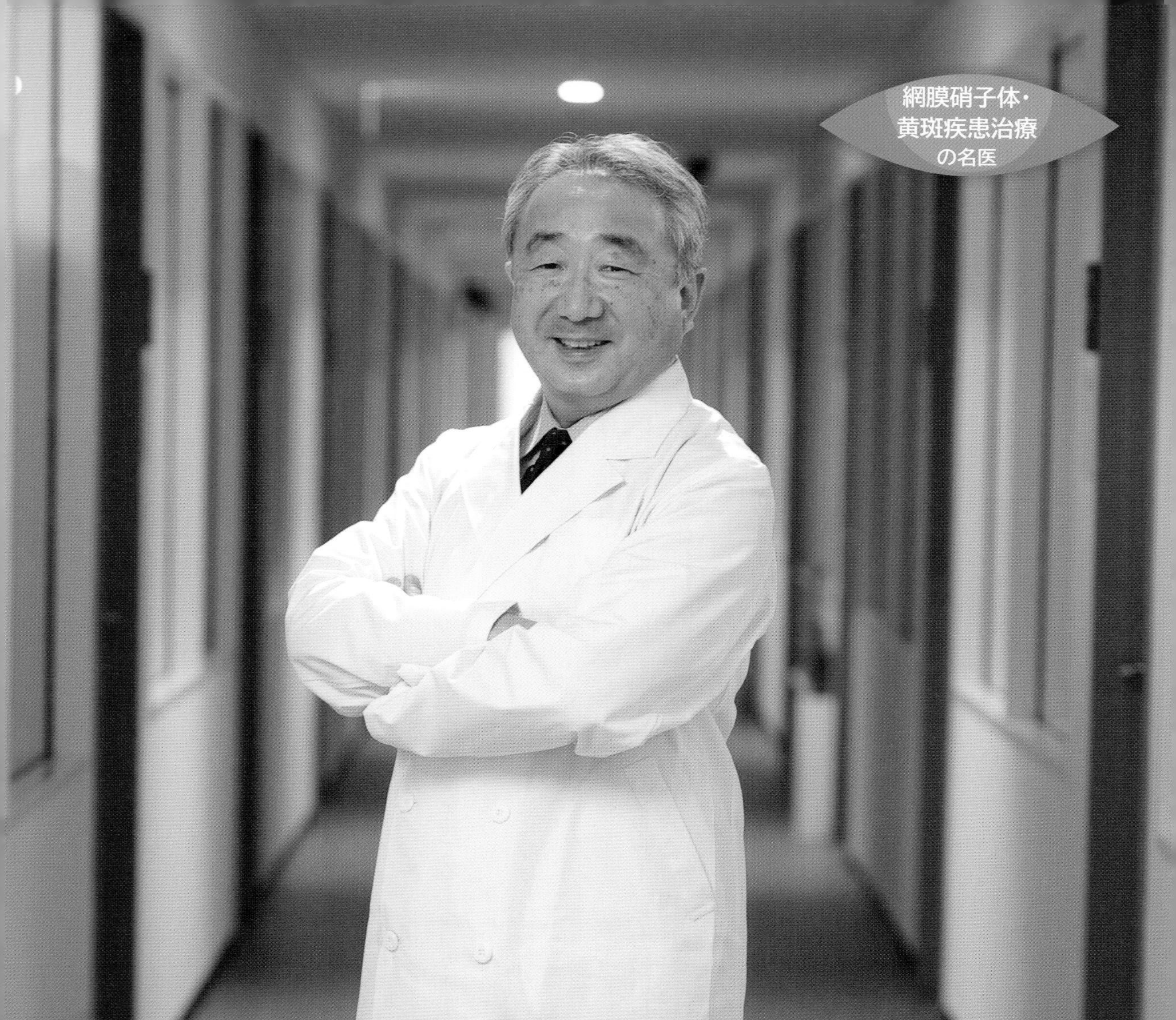

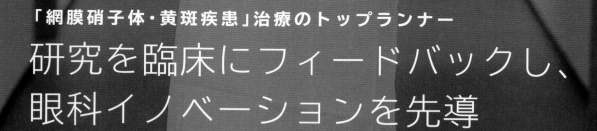

「網膜硝子体・黄斑疾患」治療のトップランナー

研究を臨床にフィードバックし、眼科イノベーションを先導

東京女子医科大学
眼科学講座　教授・基幹分野長

飯田 知弘

（いいだ・ともひろ）

1985年新潟大学医学部医学科卒業。群馬大学医学部眼科講師、同助教授、米国留学、福島県立医科大学医学部眼科教授などを経て、2012年より現職。日本眼科学会評議員・理事。日本眼循環学会代表理事。日本網膜硝子体学会理事。

眼科の中で最も治療の難しい領域ともいわれる網膜硝子体・黄斑疾患。かつて失明を防ぐために用いられてきた網膜硝子体手術は、技術革新によって黄斑疾患の視機能回復へと適応を広げている。網膜硝子体・黄斑領域のトップランナーとして研究・臨床の両面をけん引する東京女子医科大学飯田知弘教授にお話を伺った。

取材・文／五十嵐幸司　撮影／増田 智

美しさに惹かれ眼科医の道へ

——眼科に進まれたきっかけは。

「目は小さな宇宙を形成している」と、その美しさに興味をもち眼科医に進むのを決めました。実際、医師になってからの方が、その奥深さ、神秘性に魅了されています。

——目の構造を教えてください。

目はフィルムカメラと似た構造です。カメラは、どれだけ鮮明な画像がフィルムに映るかが重要ですが、目も同じ。レンズが角膜や水晶体で、フィルムが網膜です。網膜が光を電気信号に変換し、視神経を通って脳に情報を伝達します。網膜の真ん中で視機能が集中するのが黄斑です。一番大切な網膜にきれいな光を当てるため、透明なレンズ(水晶体、角膜)や、絞り(虹彩)が存在します。

例えば白内障は水晶体が濁る疾患ですが、手術でクリアなレンズに置き換えれば、再び網膜に綺麗な光が当たるようになるわけです。

——硝子体の役割は何ですか。

目の奥にある網膜と前の方にある水晶体の間に詰まっているゼリー状の部分が硝子体です。昔、理科の授業でレンズと焦点を線で結ぶ凸レンズの実験をやりましたよね。網膜に焦点がくるよう、水晶体や角膜で光が屈折します。それが合わなくなると眼鏡やコンタクトレンズで、ピントを調整します。焦点とレンズの間に存在する硝子体は、高い透明度で光を届ける役割があります。

多種多様な網膜硝子体・黄斑疾患

——網膜硝子体疾患とは何ですか。

網膜硝子体疾患は密着する網膜と硝子体で起こる疾患の総称です。硝子体が網膜にどのような影響を及ぼすかという考え方が重要です。出血で眼球の中が濁るなど硝子体そのものの病気もありますが、硝子体が網膜を引っ張って、黄斑を変形させる、あるいは網膜に穴を開けて網膜の剥離を起こすこともあります。

主な疾患は網膜剥離や糖尿病網膜症。また加齢黄斑変性は近年高齢者の視力低下の原因疾患として注目さ

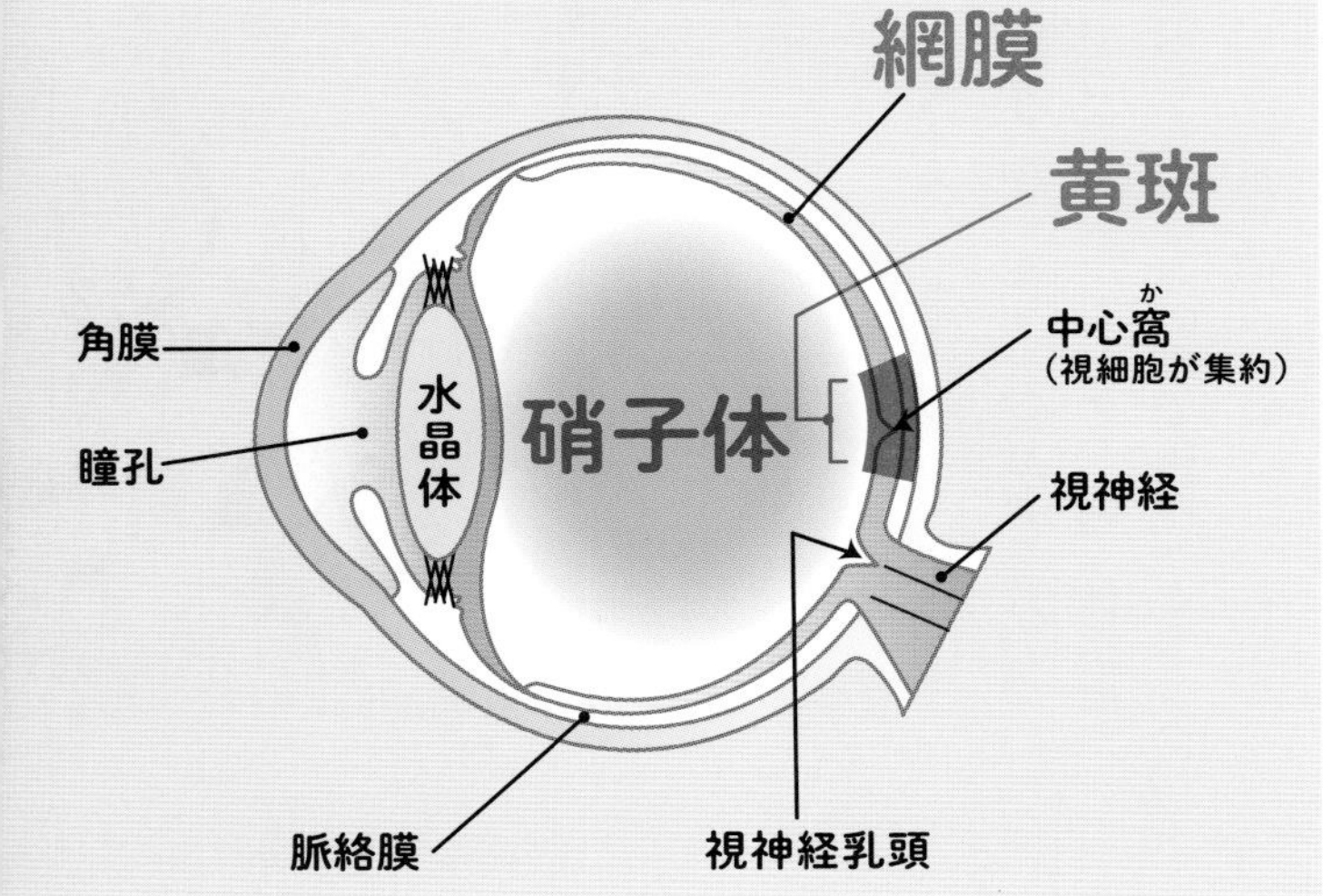

れ、患者も急増している疾患です。他にも網膜血管閉塞症、黄斑上膜、黄斑円孔などがあります。

——どんな治療法がありますか。

病気の種類によって治療法も変わってくるのですが、特に進化しているのが目に注射する抗VEGF薬。加齢黄斑変性や網膜静脈閉塞症、糖尿病網膜症など主に網膜の疾患に用います。かつて加齢黄斑変性は発症すると視力低下は避けられない疾患でした。現在は、これらの疾患で早期に抗VEGF薬を用いれば進行を防ぐことが可能です。疾患を招く新生血管の増殖や黄斑浮腫を作るタンパク質・VEGFの働きを抑えます。加齢黄斑変性の治療なら、何なりとご相談ください。

レーザー治療（網膜光凝固療法）で、VEGFの発生原因となる網膜の一部を焼灼し、進行を抑制することもあります。

高度な技術を要する硝子体手術

——手術について教えてください。

眼科領域の中でも最も難しい治療といわれているのが硝子体手術です。以前は、その難しさとリスクから失明を防ぐために限定して行われていました。現在は医療技術の進歩によって安全性が高くなったことで、黄斑疾患の治療（視機能回復）にも用いられるようになりました。

手術機器の発展も目覚ましく、低侵襲で微細な手術ができるようになりました。硝子体手術は非常に細い針で27G（ゲージ）という直径0・4ミリの針を使って、眼を3カ所穿刺して行います。

3カ所のうち、1カ所は右手でカッターを使い、硝子体を削って取り出します。1カ所は目に灌《かん》流液を送って、術中に突然、眼球が萎むのを防ぎます。もう1カ所は左手でライトを挿入します。

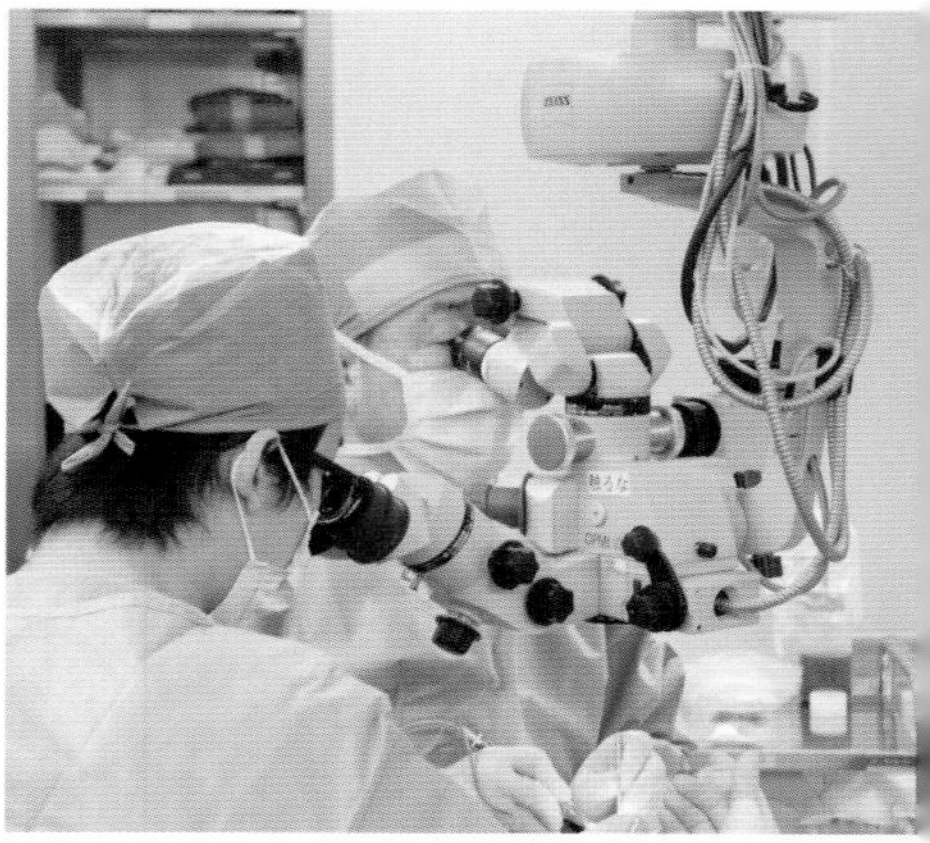

両足も使います。顕微鏡を片方の足でコントロールして、硝子体手術機器をもう片方の足で操作します。

両手両足を使うけれど、一番使うのは頭。常に次の作業を予測しながら治療を行っています。

——適応疾患を教えてください。

糖尿病網膜症や網膜剥離、黄斑円孔、黄斑上膜とさまざまですが、硝子体出血はひとつのよい適応例です。硝子体自体に血管はありませんが、網膜の血管が詰まると、そこから脆い新生血管が生え、硝子体へ浸食してくる。それを硝子体が引っ張

COLUMN

弓道で体験した無の境地

高校の時にはじめた弓道が医療にも役立っているかもしれません。弓道は和弓で矢を射て、的にあてる武道です。そこで礼儀作法を学びました。「礼に始まり、礼に終わる」を師範から叩き込まれました。当時、「無の境地」について説明を受けたのですが、高校生の私には理解できませんでした。

大学進学後も弓道は続け、全医体（全日本医科学生体育大会王座決定戦）にも参加しました。弓道の個人戦は予選で人数を絞り、成績の良い数人で決勝戦を行います。的をはずした者が脱落する方式で、最後の2人に残りました。どちらか的をはずすまで続きます。相手がはずし、僕があてれば終わり。本来なら1番プレッシャーかかる場面ですが、そのときは心身がスーッとした状態で臨むことができ、優勝しました。今でも的に向かって飛んでいく矢の軌跡をスローモーションで覚えています。振り返ると、高校時代、師範にいわれた「無の境地」だったのかもしれません。

手術は細かな作業の連続なので、弓道と勝手は違いますが、手術に臨む心理面で役立っています。眼科の繊細な手術は集中力も必要ですが、余分な負荷をかけずに、平常心でできていると感じます。

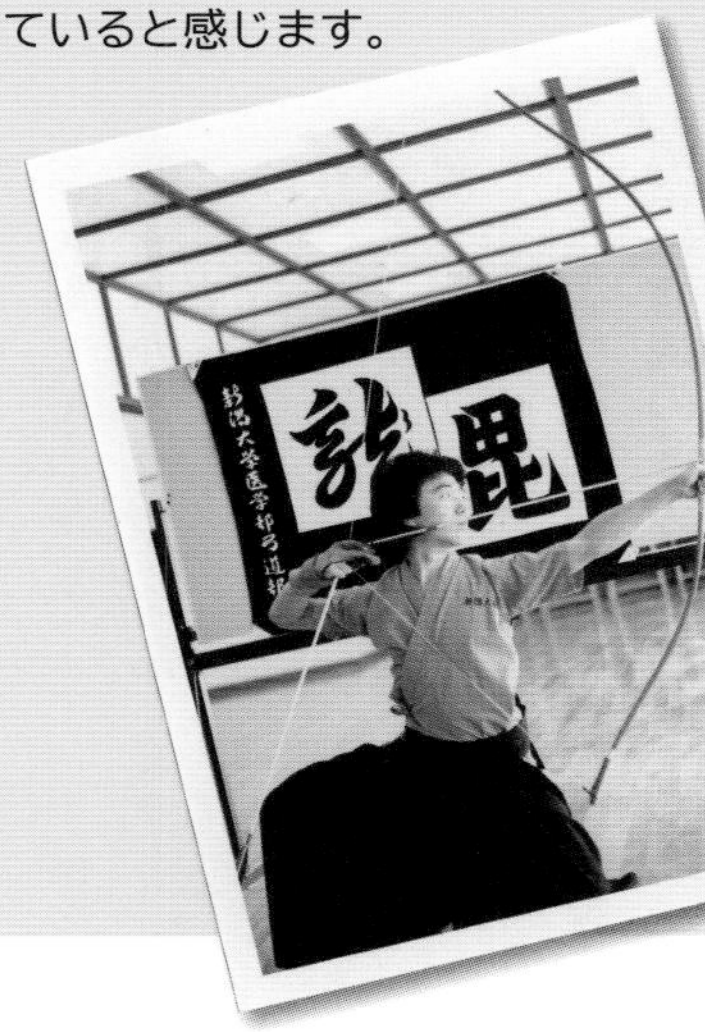

るため、血管は切れて硝子体は混濁し、眼が見えなくなります。出血部位を取り除くだけでなく、出血源の新生血管も一緒に治療します。

――手術時間はどのくらいですか。

30分程のときもあれば、3時間近い場合もあり、疾患の種類や重症度に左右されます。重度の網膜剥離や糖尿病網膜症は時間がかかります。

――網膜剥離はボクサーが殴られて発症するイメージがあります。

網膜剥離の原因は外傷だけではありません。加齢とともに硝子体が液状化し、硝子体と網膜の癒着が強い部分が網膜ごと引っ張り、剥離を起こします。硝子体手術で治療することもありますし、外側からシリコンスポンジで眼球を押して、網膜を引っ張る力を緩め、穴を塞ぐ強膜バックリング術という方法もあります。

——糖尿病網膜症で大切なことは。

目の治療はもちろん大切ですが、血糖コントロールも重要です。他にも高血圧や動脈硬化も目の疾患に繋がりますので内科との連携は欠かせません。全身性自己免疫疾患から起こる、ぶどう膜炎という眼の炎症もあります。

——手術後のケアについて。

疾患によって異なりますが、眼にガスを入れることがあります。網膜剥離や、黄斑に丸い穴があく黄斑円孔などでは剥離した網膜を、ガスで元の位置に押しつけます。その後、接着するように一定時間うつ伏せになるなど姿勢を制限します。

——患者さんとの接し方について。

まず患者さんの話をよく聞き、何を求めているかを理解します。説明する際のポイントは、重要事項は繰り返す。情報が多すぎると患者さんは覚えきれません。診察する度に「このお薬を使ってください」と繰り返し伝えます。

また、治療の限界を説明することは重要です。雑誌の質問コーナーに答えたことがあります。「黄斑上膜の手術を受けたけれども、視界のゆがみが取れません」という相談です。手術をすれば、元通りになると思っている方も多いのですが、一度痛んだ黄斑や網膜の病気が完全に元通りになることはなく、手術をしても、ゆがみはある程度残ります。安全性や合併症のリスクを話すのは、もちろん大事だけれども、治療の限界をよく理解してもらった上で、手術を希望するかどうかを確認します。

眼科医療の進化を生む研究開発

——手術や薬物療法など著しい網膜硝子体領域の進化の理由は。

イノベーションです。理想を追求し、今より良くしようという創意工夫が、眼科医の技量を向上させ、新しいデバイスを生み出します。抗VEGF薬は基礎研究の賜物です。長年の研究でさまざまな網膜疾患に関係するのがVEGFというタンパク質だと突き止め、そこからVEGFを抑える薬ができました。研究を臨床にフィードバックすることが大事です。

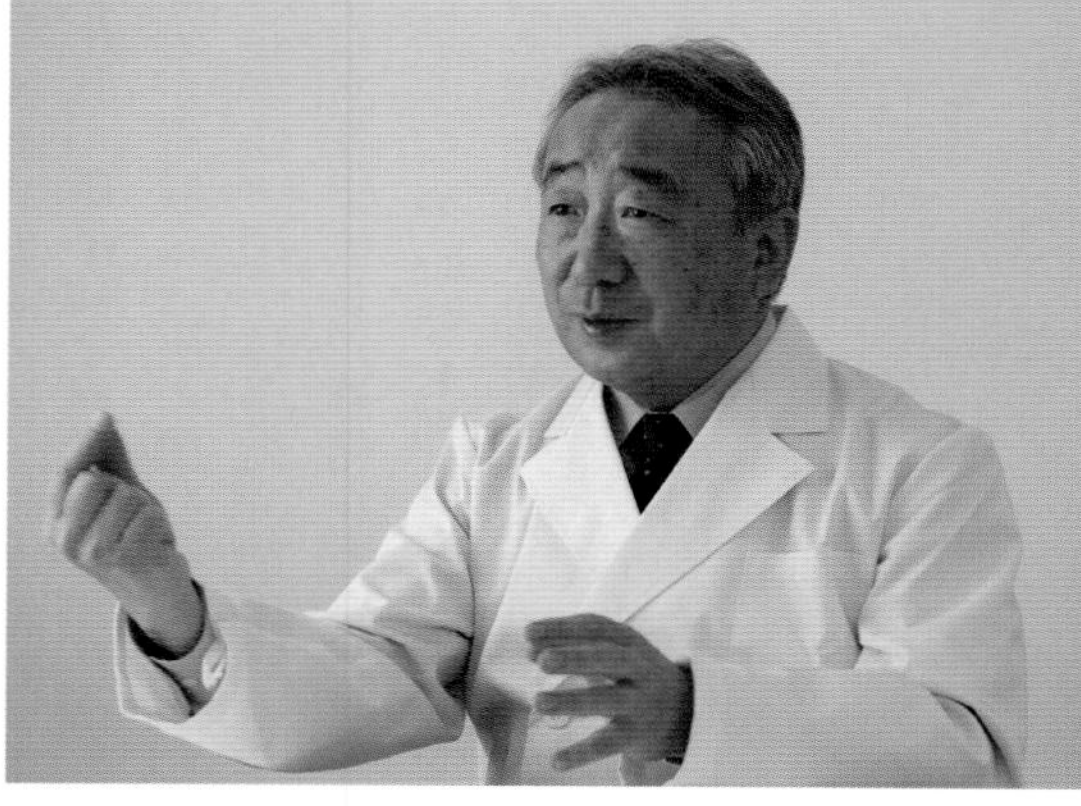

——専門とする研究分野について教えてください。

網膜・黄斑疾患の病態解明と治療

開発について長年研究を続けています。病態解明には診断が重要です。

その革新的な機器が、１９９６年に米国で発売された眼底ＯＣＴ（光干渉断層計）です。非侵襲的に網膜の断面図を映す機器で、97年に日本で発売された当初から、ずっと使い続けています。現在流通しているＯＣＴは黄斑という狭い範囲のデータ取得に限られていますが、もっと広い範囲のデータをとれる新しい眼底ＯＣＴの開発や特許の取得などを企業と一緒に進めています。

車の両輪のように病態診断技術と、治療法がいっしょに進歩してきたのが網膜の領域だと思います。

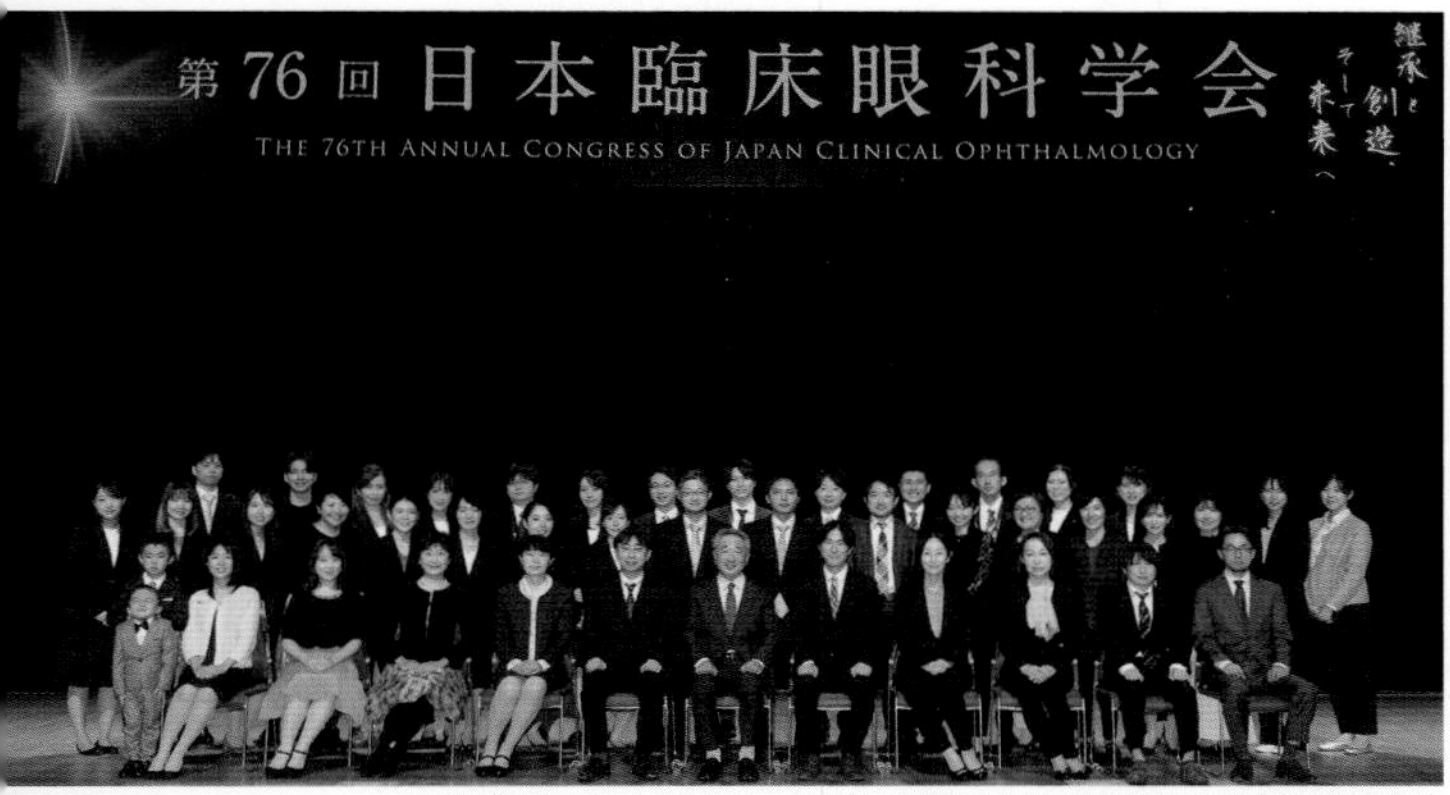

学会長として主催した第76回日本臨床眼科学会（2022年）

——教育者という立場で大切にしていることは。

1番大事な役割が次世代育成です。医者としての技術・知識を教えるだけでなく、人として育てることが大切です。また、数ある診療科がある中、眼科に興味を持ってくれるきっかけとして、「動物進化のビッグバンが約5億4300万年前（カンブリア紀）に起こりました。それまで地球にいたのはクラゲのような生命体のみでしたが、生物が視覚を獲得したことで一気に多様化が進んだといわれています」など雑学を交えて、眼科の魅力・面白さを伝えるようにしています。そのときに興味を持ってくれた教え子が将来、自分の同僚になる可能性もあります。

——今後の目標について。

ものを見るとき、視野の中心ははっきりと見えますが、視野の隅の方は少しぼやけますよね。中心を見ているのが黄斑で、周囲は網膜の他の部分を使って見ています。他の網膜とは全然違う構造を持つ1番大切な部分です。黄斑の不思議をもっと突き詰めていきたいです。

——読者にメッセージを。

年齢と共に目は衰えていきます。セルフチェックも大切ですが、目のことでわからないこと、不安はたくさんあると思います。そんなときは眼科を受診し、自分のライフスタイルも考慮し、どんな治療が適切なのか相談して、不安を解消してもらうことをお勧めします。

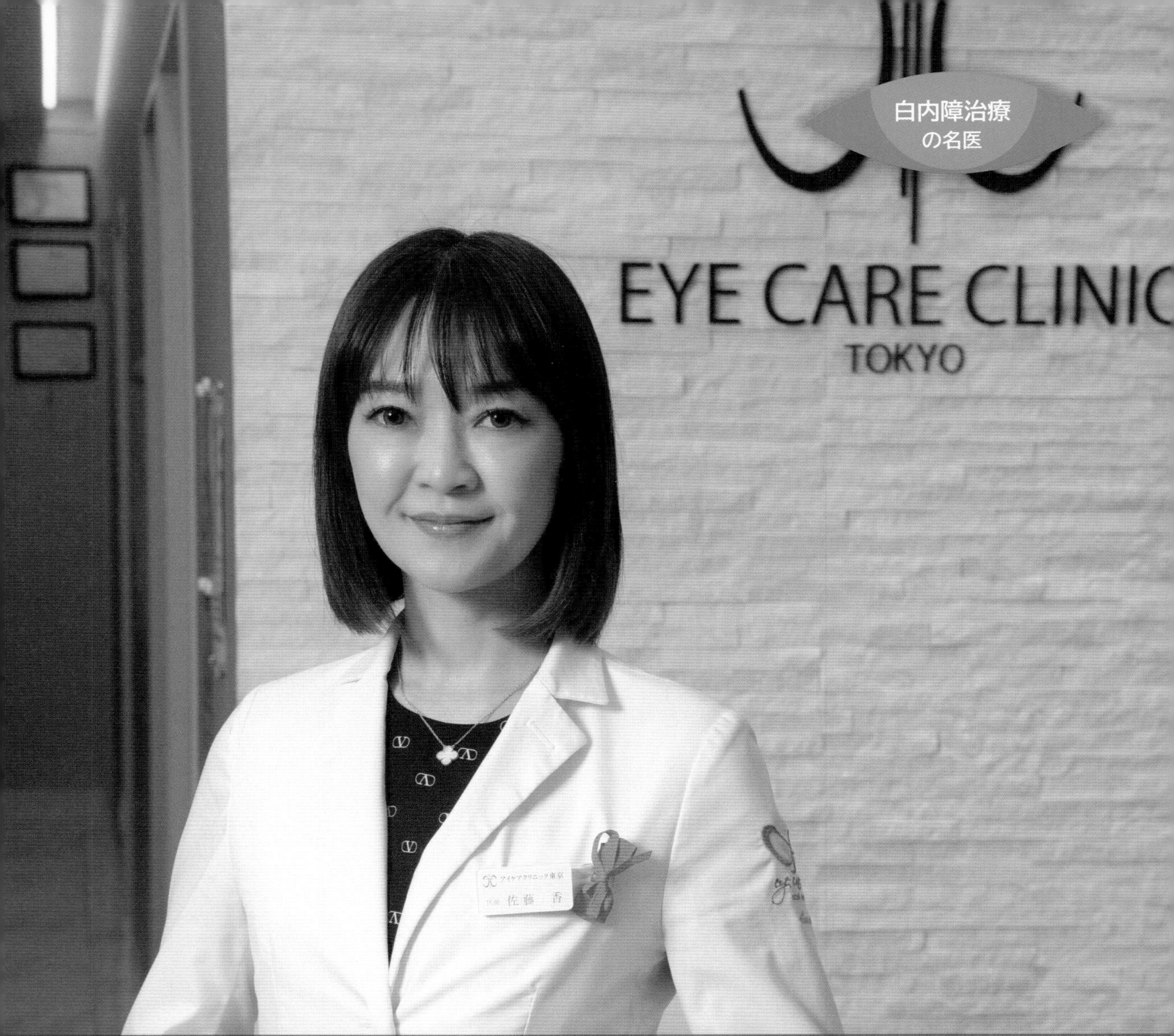

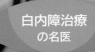

白内障手術の名医が提唱！

目をトータル的にケアしていく「トータルアイケア」という考え方

アイケアクリニック東京院長
医療法人トータルアイケア理事

佐藤 香

（さとう・かおり）
獨協医科大学医学部卒業。獨協医大越谷病院眼科入局、八潮中央総合病院を経て現職。

アイケアクリニックの佐藤香先生の登場は旧来の眼科シーンに大きな衝撃を与えた。「患者さんにとって何がベストなのか」を突き詰めて考えることで、「トータルアイケア＝一つの医療機関ですべての治療ができること」というコンセプトにたどりつき、そのコンセプトを真摯に実践。患者満足と競争優位を実現し、高い評価を得ている。

取材・文／粕谷義和　撮影／富岡甲之

ワンストップで治療をする眼科医療を提供

――眼科医を目指されたきっかけを教えてください。

私は医者家系に生まれましたので、小さい頃から将来は医師になるのだろうと思っていました。細かい作業がとても好きでしたので、大学時代もネイルチップを作ったり、携帯ケースをビーズで作ったりしていました。研修医時代に、眼科の手術を見たとき、好きなことを仕事にでき、自分に向いていると思い、眼科医を目指しました。

２０２２年に父が白内障手術を行いました。父の目にメスを入れるのは私でなければ嫌だという強い思いがありましたので、私が執刀いたしました。父は現在も現役で内科医の仕事をしています。患者さんと向き合い、内視鏡治療も行っており、手技にも影響がないように、レーザーを使って、多焦点眼内レンズを入れました。術後は、一日だけ仕事を休み、翌日から仕事をしています。今までで一番の親孝行ができたと実感しています。家族を救えて良かった、眼科医になって本当に良かったと思う瞬間でした。

――開院されたきっかけや経緯は。

大学病院や総合病院に勤務をしましたが、病院は経営計画に沿って、各診療科の運営をしなければなりません。例えば、最新機器を希望しても、院内の他科との予算配分があり、生命に直結する診療科が優先されます。ですので、眼科に回ってくる金額はほぼゼロに近く、結果的に新しい機器も購入できないですし、新しい治療もできない状態でした。しかし、いろいろ勉強していくと、この機器があったほうが患者さんにとってメリットがあるし、早期診断ができて、最新の治療で救える人がいるのにという葛藤がありました。そう考えているうちに、自分でやれば良いことに気づき、まだ年齢的には若かったのですが、開院に踏み切りました。開院の際には、トータルで目の診療に当たりたいという考えがあり、トータルアイケアという法人名で開業をしました。

開業してからも常に患者さんにとって何がメリットなのか、またベストなのかを考えています。新しい機器も導入しました。五感のうち、目から入ってくる情報は90％といわれています。今の眼科医療は、緑内障、白内障、網膜硝子体、瞼、涙道のように細分化されています。一つの医療機関ですべての治療ができることが重要なことだと考えました。目は、すべてに繋がっています。一カ所を治したところで、他もフォローしないと、完治にはならないことも多いのです。

最新機器を使用し
高水準の白内障手術を追求

――著書について教えてください。

最初に出版社に声をかけていただいたときは自分が本を出すということは、まったく考えていませんでした。みなさんは、日常で目を酷使していると思いますが、眼科にきちんと通っている方は多くはありません。目の健康を軽視されている方が意外に多いと感じています。目はとても大事なので、細かく幅広い分野で書いたのが最初に出版した『目は若返る』です。2冊目の『スゴい白内障手術』は、白内障手術の専門を武器として身に付けた後は、白内障に特化した本が執筆したくなり出版に至りました。それは、ネットに出ている情報は、ほとんど間違っているからです。昔の時代のネットは、ネガティブな情報が多かったので、間違っている情報が散乱していました。間違った情報に患者さんが振り回されて、治療が正常にできないことが結構ありましたので、正しい情報を伝えたいと、2冊目を出版いたしました。

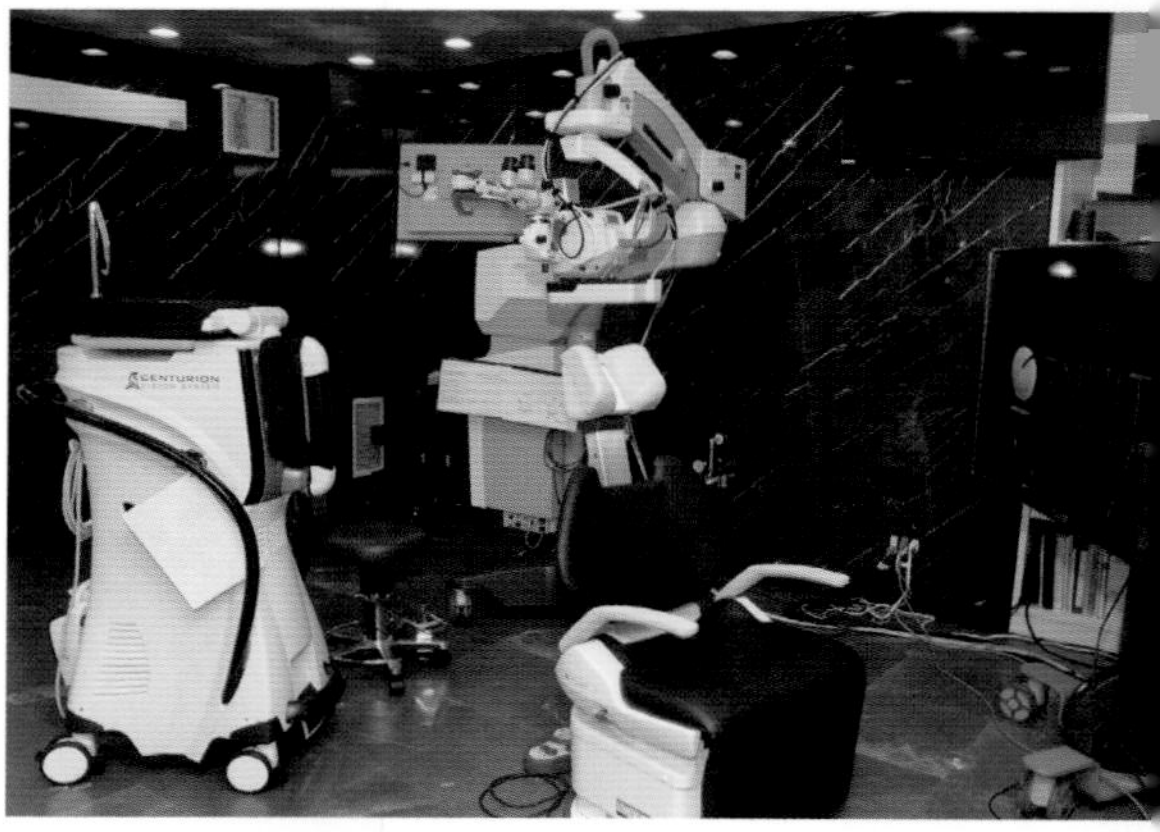

白内障手術最上位機種

――白内障手術は、どこでも一緒？

白内障手術は、一定の年齢になれば必ず手術を受けなければなりません。すべての施設が同じ手術を行っているわけではありません。例えば、当院では常に新しい情報を取り入れ、最新機器（白内障レーザー装置LenSx、白内障手術装置CENTURION、術中波面収差解析装置とガイダンス装置が合わさったV-Lynkなど）を導入しました。当然、10～20年前と同じ機器で手術を行っている施設とでは違いは出てきます。患者さんは、どこでも同じ治療を受けられると思っている方が少なくありません。ただ、白内障分野に関しては、ものすごく差があります。水晶体の濁りを取るだけでなく、眼内レンズを入れる際に、「近視が治る」「乱視が治る」「老眼が治る」という、プラスアルファがある手術です。トータル的に、どこの施設で手術を行うかにより結果が変わってきます。

治療から手術まで
トータルアイケアを提供

――トータルアイケアの重要性とは。

トータルアイケアは、トータルとケアがポイントです。ケアとは、病

白内障治療
の名医

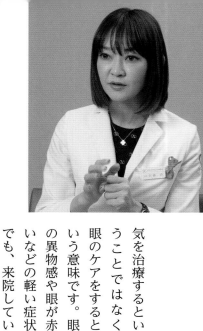

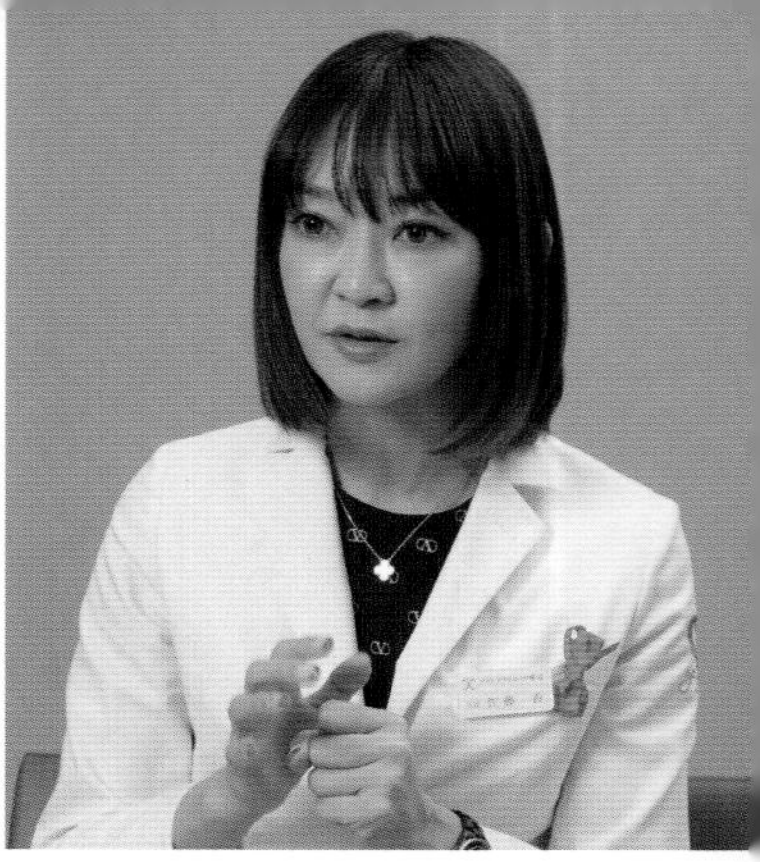

気を治療するということではなく、眼のケアをするという意味です。眼の異物感や眼が赤いなどの軽い症状でも、来院していただきたいのです。ここなら、ケアのことなど、なんでも気軽に相談できそうかなという意味で、「ケア」という名称を使用しました。それだけ、眼のケアは重要だということです。また、目は体のすべてに繋がっています。それを細分化させるのは違うと考えています。

やはり、目はトータルに見ないとベストな治療はできません。患者さんの一つの病気を治すために、私たちが存在するのではありません。患者さんの目のすべてをトータルに診断して、治療することが重要なことだと思っています。例えば、白内障の方であれば、ドライアイも患っていることが多いので、ドライアイも治療しないと白内障手術にも影響してしまいます。トータルで診ていかないと絶対にベストな治療には繋がらないということです。ですので「トータルアイケア」という言葉を強調しています。

――「スゴイ白内障手術」とは。

自分で手術を行っていても、すごいと思います。手術を行うことだけに着眼点を置くのではなく、術前検査の段階から、術後の患者さんのライフスタイルを考え、見え方を検討します。仕事や趣味を続けても影響がないかというところまで判断して手術を行っています。白内障手術をした後の一生も、きちんと見据えて手術を行っています。精度と安全性の高い手術が絶対に必要です。高いレベルの手術を行うためには、最先端の機器や豊富な数の眼内レンズを取り揃える必要を感じています。

生活にマッチした眼内レンズを選択

――保険診療、選定療養、自由診療の対象となる手術の違いは。

レンズについては、単焦点と多焦点に、それぞれのメリットとデメリットがあります。基本的には眼鏡から解放される生活をしたい方は多焦点眼内レンズを選択し、眼鏡を使うことに抵抗感がない方には、単焦点眼内レンズを選んでいます。今まで乱視や近視、老眼などで眼鏡が手放せなかった大半の方が、多焦点眼内レンズを入れると眼鏡から解放され、若い目を取り戻せたというメリットを感じているようです。生活の質（QOL）も上がりますし、不安なく過ごせるというような点から、最近では多焦点眼内レンズを選択する方が多いです。さらに、自由診療であれば、自分の生活にマッチした眼内レンズも選べますし、精度の高いレーザーを使った白内障手術が受けられます。

術式は患者さんが選ぶことなので、絶対に自由診療が良いというわけではありません。もちろん、保険診療の手術に関しても、より安全にできるよう努力しています。レーザーを使わない場合、保険診療か選定療養かになります。選定療養の手術代は保険でまかなえますので、レンズ代のみ料金がかかる仕組みとなっています。レンズの選択も可能です。選定療養ができて、自由診療までの金額は出せなくても、選定療養であれば、多焦点眼内レンズを入れられます。

患者に寄り添い傾聴することが重要

——白内障手術で使用する眼内レンズの種類や特徴。

ピントが合うところが一カ所の単焦点眼内レンズの場合は、眼鏡が術後も必要になります。眼鏡に抵抗がない方が選んでいます。完全に保険でできますので、プラスにかかってくる費用はありません。多焦点眼内レンズは、近くから遠くまで見えるレンズになります。眼鏡から解放された生活を手に入れることができますので、アクティブに生活を送られている方や、眼鏡で悩んでいる方などが選択しています。多焦点眼内レンズは、たくさんの種類があり個性が違ってきます。ただし、多焦点眼内レンズの昔のイメージでいうと、単焦点眼内レンズよりも見え方の質が悪いとか、ハローグレアといわれる、夜になると、街のあかりやヘッドライトが眩しくて運転ができないなどのデメリットを未だに患者さんに押し付けている先生方もいらっしゃいます。今は新しく開発され、患者さんにデメリットを与えないレンズもたくさん登場しています。私たちは、責任ある立場の人間ですので、メリットとデメリットを説明した上で患者さんには選んでいただいています。

——若い目を取り戻す方法とは。

みなさんが一番気にしているのは老眼だと思います。40歳を過ぎると多くなるといわれています。医学的に、老眼が進行すると、点眼薬を使用したり、生活習慣を変えたりしても改善することはありません。改善方法は手術です。白内障手術で、加齢性変化の濁りを取る時に老眼も治療をすることができます。元の状態に戻す以上に若い時の目を取り戻すことが可能です。60代で白内障手術をした方が、20~30歳代の時のような目を取り戻せるイメージです。

——最新機器を積極的に取り入れる理由について。

最新機器を取り入れている理由は安全性です。例えで、車でもそうですが、自動運転になり、人が飛び出してきたらストップするような車も登場しています。医療は安全がすべてで、目の手術に関しても、安全性が高まっています。圧倒的に昔の機器に比べると、より安全な手術を提供できます。細かく目の情報が見られたり、検査時間が短かったりというメリットもあります。検査内容が詳細なところまで判明しますので、初期の段階で診断がつきやすいことも、患者さんにとってのメリットは大きいです。常に最新機器を取り入れてないと、患者さんの病気を見逃してしまったり、手遅れになってしまったりすることがないようにしています。

――優秀な眼科医の条件とは。

常日ごろ大事にしていることは、患者さんに寄り添うことです。手術や診断能力が高いなども条件の一つですが、患者さんの話を傾聴することが重要だと考えています。それは、可能性を追求でき、選択肢も広がり、さまざまな提案ができるからです。治療に関しても、眼科医は手技が優秀な医師と思われがちですが、何を困っているのかをしっかり聞き、説明のうまい医師がトータル的に優秀だと考えています。

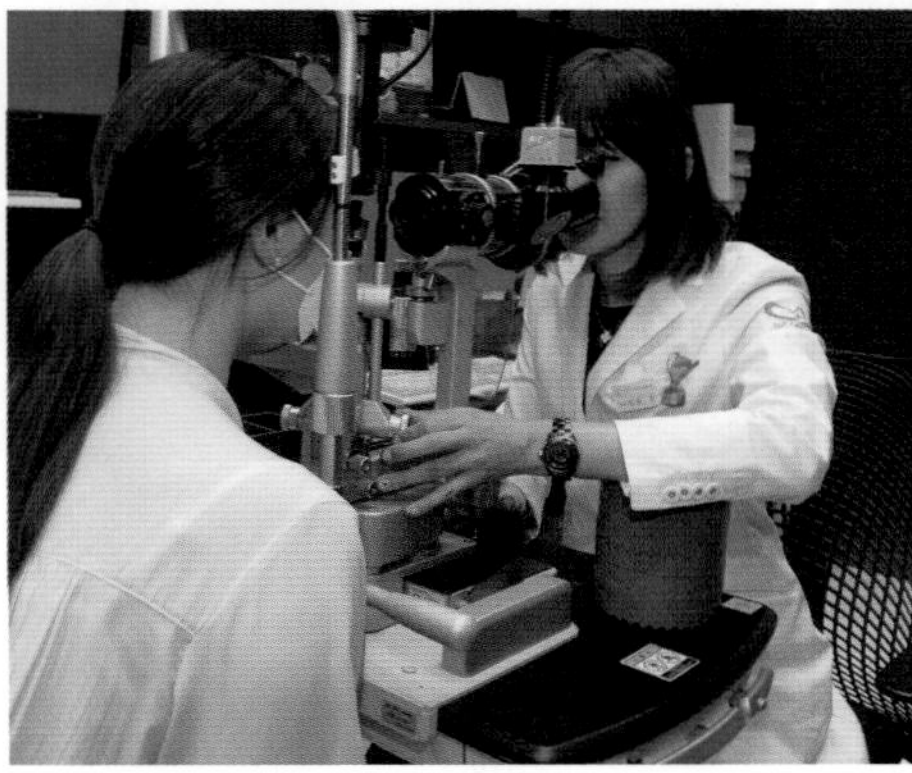
丁寧な目の検査と診断

――読者の方にメッセージを。

目は朝から晩まで酷使しているにも関わらず、軽視している方は少なくありません。多少見えづらくても、年だから仕方ないとか、目に不具合があったとしても、症状に対して甘やかす方が多く見受けられます。もう少し厳しく、目と向き合うべきだと思います。目の症状のことで悩まれていることは、山ほどあるはずです。少しでも気になることがあれば、眼科を訪ねてください。

自覚症状がない病気は多いです。例えば、緑内障は初期で自覚症状はまったくありません。眼科に行けば、初期段階で見つかり、将来困らないように治療は早期にできます。なので1年に1回は近所の眼科に行って、定期的に診てもらうことが重要だと思います。これからは、人生１００年時代です。１００年間いろいろなものを見ていただきたいと思いますので、目は大事にしてほしいです。

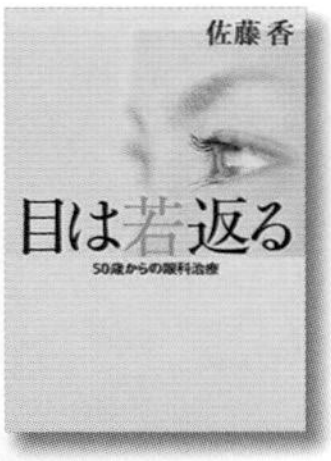

『目は若返る～50歳からの眼科治療』
2016年4月11日
第一刷発行
発売：幻冬舎

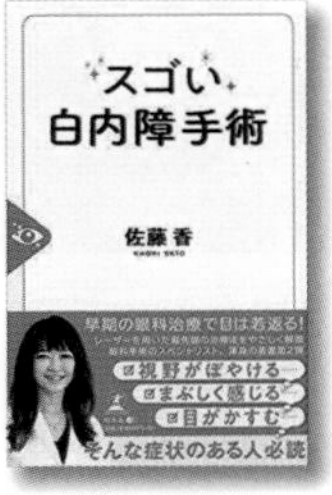

『スゴい白内障手術』
2018年10月12日
第一刷発行
2020年2月7日
第三刷発行
発売：幻冬舎

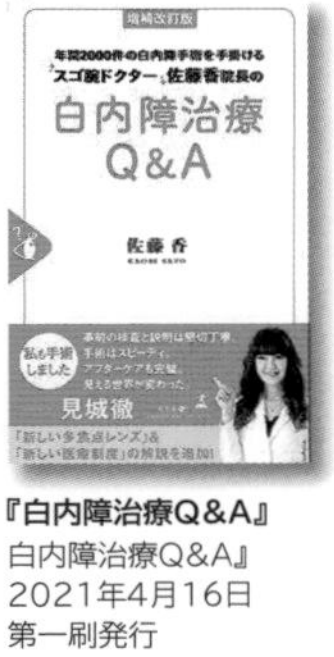

『白内障治療Q&A』
白内障治療Q&A』
2021年4月16日
第一刷発行
発売：幻冬舎

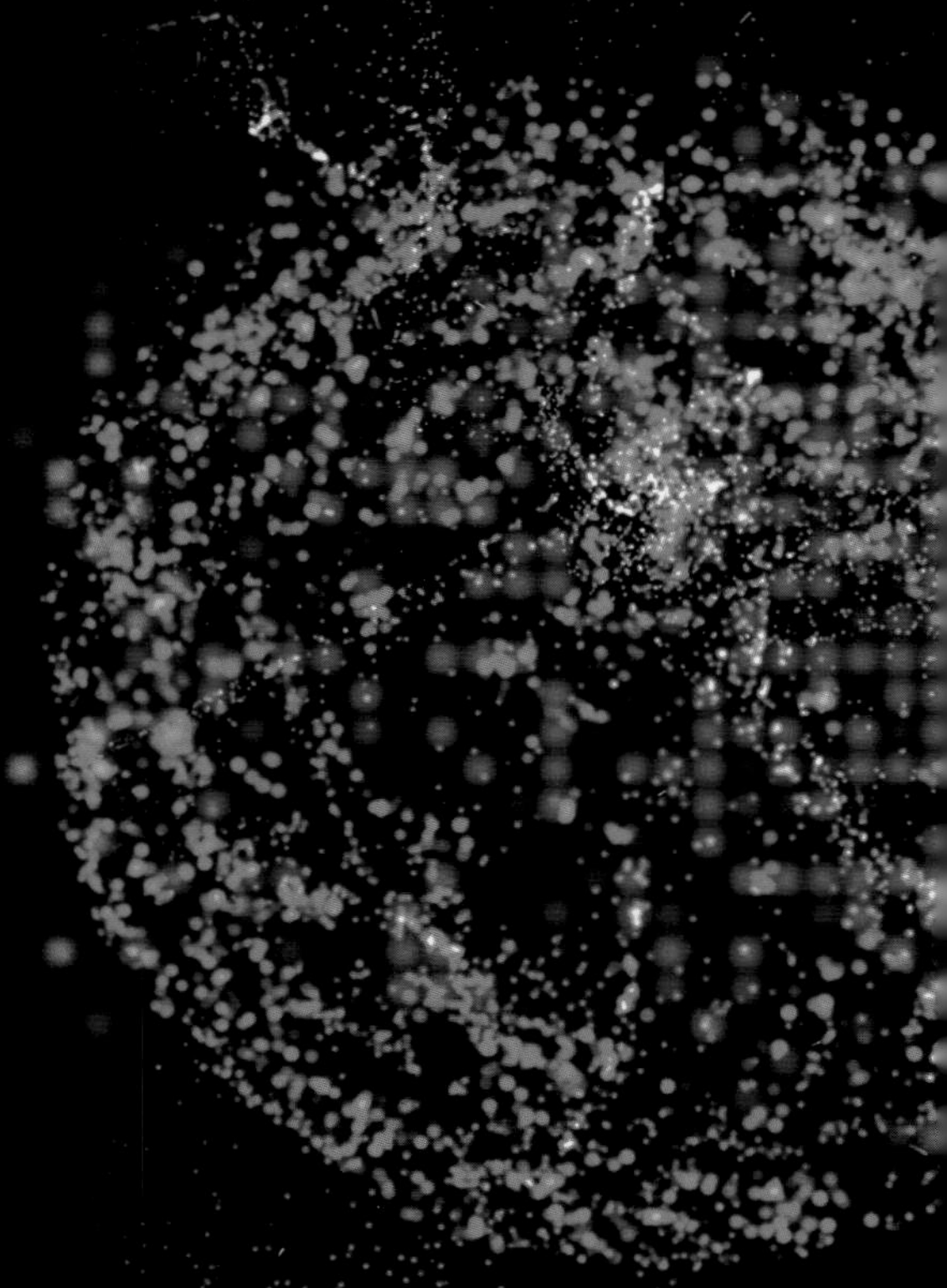

眼科の最先端医療

iPS細胞 再生医療

iPS細胞とは、細胞を培養して人工的に作られた多能性幹細胞のことです。成熟した細胞を多能性を持つ状態に初期化することで、今後の再生医療や創薬研究に役立つことが期待されています。このiPS細胞を利用した臨床研究で、初めて応用されたのが眼科領域。そこで、その臨床研究の先頭に立つ神戸アイセンター病院の栗本康夫院長にお話を聞きました。

取材・文／牧野 晋一

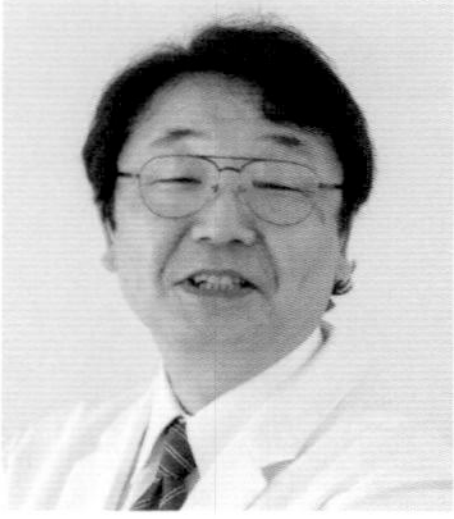

神戸市立神戸アイセンター病院
院長
栗本 康夫（くりもと・やすお）

iPS細胞が初めて治療に応用されたのが「眼」

２００７年、山中伸弥先生のグループがｉＰＳ細胞の作製に成功して以来、さまざまな病気の治療に活用できると期待されてきました。

このｉＰＳ細胞が初めて治療に応用されたのが「眼」です。これには２つ理由があります。まず加齢黄斑変性の治療に使用できる網膜色素上皮細胞をｉＰＳ細胞から作る方法がたまたま見つかったこと。

もう一つは「眼」という臓器の特徴にあります。「眼」は外界からの光を見る臓器ですから、逆に外から目の奥底の網膜まで見通すことができます。脳や他の内臓器とは違って、移植された細胞や組織をいつでも直接、詳細に見ることができ、大きな機械で撮影したり、その都度手術で開腹や開胸の必要がありません。万一、何らかの問題が起きても、レーザー光で処理するなど迅速に対応することができます。臓器としては小さいので、用意すべき移植細胞が比較的少なくて済みます。

　こうして世界初の試みとして、２０１４年に当院の前身、先端医療センター病院で、加齢黄斑変性の患者さん自身の細胞から作りだしたｉＰＳ細胞を使い、網膜色素上皮細胞に分化させて、機能低下した色素上皮細胞の代わりに移植しました。

現在は網膜視細胞と網膜色素上皮を臨床研究中

　現在、主に臨床研究を行っている疾患が２つあります。そのひとつが網膜色素変性です。この疾患は国の指定難病の一つであり、罹患者数は４０００～８０００人に一人といわれています。厚生労働省による難病医療受給者証所持者数（２０１９年度）は２万３２６３人です。成人の視覚障害原因疾患としては緑内障、糖尿病網膜症に次ぐ第３位となっています。

　病気の進み方には個人差がありますが、通常、最初に夜間や薄暗いところで目が見えにくくなる症状が現れます。その後、視野狭窄が少しずつ進行し、最終的には完全失明に至る可能性もある疾患です。

　現時点では確立された治療法はなく、遺伝子治療や薬剤治療、人工網膜などの研究が国内外で行われていますが、効果的な治療法は、まだ出てきておりません。

　そこで、３年前から患者さん２人にｉＰＳ細胞から作製した網膜視細胞を移植することにより、視機能を回復させる新しい治療法の開発を目指して、この臨床研究を進めています。具体的には、ｉＰＳ細胞から視細胞を多量に含む立体的な網膜組織（網膜シート）を作製し、患者さんの網膜に移植しました。

　網膜色素変性は遺伝性の疾患のため、患者さん本人のｉＰＳ細胞は使用できないので、他人のｉＰＳ細胞を使用し、製造した網膜シートを移植しました。移植したといっても、非常に小さなものなのです。できればもう少し広い範囲を大きいシートでカバーしたかったのですが、大きい視細胞のシートを作る技術がまだなかったのです。また大きなシートを網膜下へ安全に挿入する技術もありませんでした。とにかく、まずは移植した網膜シートをしっかり定着させたいと考えていました。

　その後の経過ですが、順調に推移しておりますので、安全性については確認できたとは思っています。

ＲＰＥ不全症に対してもその効果を研究中

　もうひとつの疾患が網膜色素上皮（ＲＰＥ）不全症です。網膜色素上皮（ＲＰＥ）細胞とは、網膜の外側にあり、網膜を保護する役目を持つ細胞です。ＲＰＥの機能が低下すると、網膜が弱って視力、視機能が低下します。

　前述の通り、われわれが加齢黄斑変性の患者さんにｉＰＳ細胞でつくった網膜色素上皮の移植を実施したところ、経過は安定していました。そこで、この網膜色素上皮を利用することを考えました。

　これまでのＲＰＥ細胞移植では、安全性を確認することが主目的でしたが、この臨床研究の主な目的としては、ＲＰＥ不全症に含まれる病気のうち、どの病気にＲＰＥ細胞

網膜色素変性に対する同種iPS細胞由来シート移植

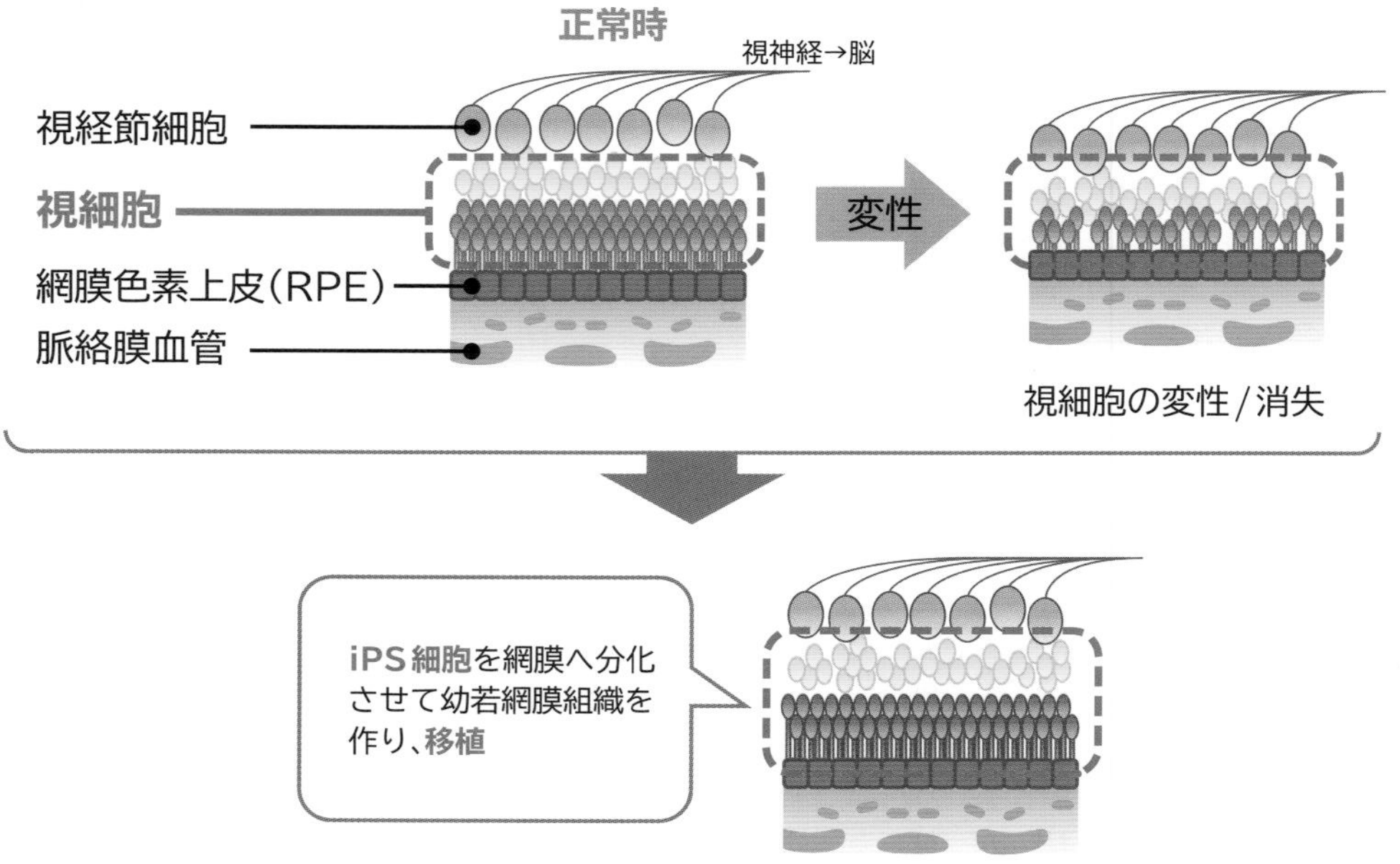

神戸市立神戸アイセンター病院提供資料から作図

移植の効果が期待できるかを調べることと、移植の効果を調べるために行う検査方法についても評価します。

今回の研究でも、京都大学iPS細胞研究所（CiRA）で事前に作製し、十分に細胞の特性と安全性が確認されている同種（ヒト）iPS細胞をRPE細胞に変化させたものを使用します。その細胞を患者さんの眼に移植しました。

ただこれまでの移植の仕方は、RPE細胞シートあるいはRPE細胞を含んだ細胞懸濁《けんだく》液を網膜下に入れる方法をとってきたのですが、シートは手術侵襲が大きいけれどもしっかり定着するのに対して、細胞懸濁液の移植は手術侵襲は軽いものの逆流が起こってしまう。いろいろな方法を試したのですが、どうしてもうまくいきません。

そこで、iPS細胞で作製したRPE細胞をひも状に加工して眼内に入れることにしました。ひも状にすることで、入れやすくなりましたし、細胞懸濁液の逆流の心配もなくなりました。切開創もかなり小さくなりましたので、低侵襲な手術で済むようになりました。

網膜色素上皮の疾患は非常にたくさんあって、中でも遺伝性の網膜色素上皮の病気については、個々の疾患の患者数はとても少ないのです。なので、疾患一つひとつに臨床試験を行っていたら、予算的にも人員のリソース的にも、難しいのです。多くの疾患をある程度まとめて臨床試験を行えば、iPS細胞治療の適応を多くの網膜疾患へ速やかに広げることができます。

まずは先進医療にそして保険収載へ

眼科におけるiPS細胞に

網膜色素上皮（RPE）不全症に対する同種iPS細胞由来RPE細胞凝集紐移植

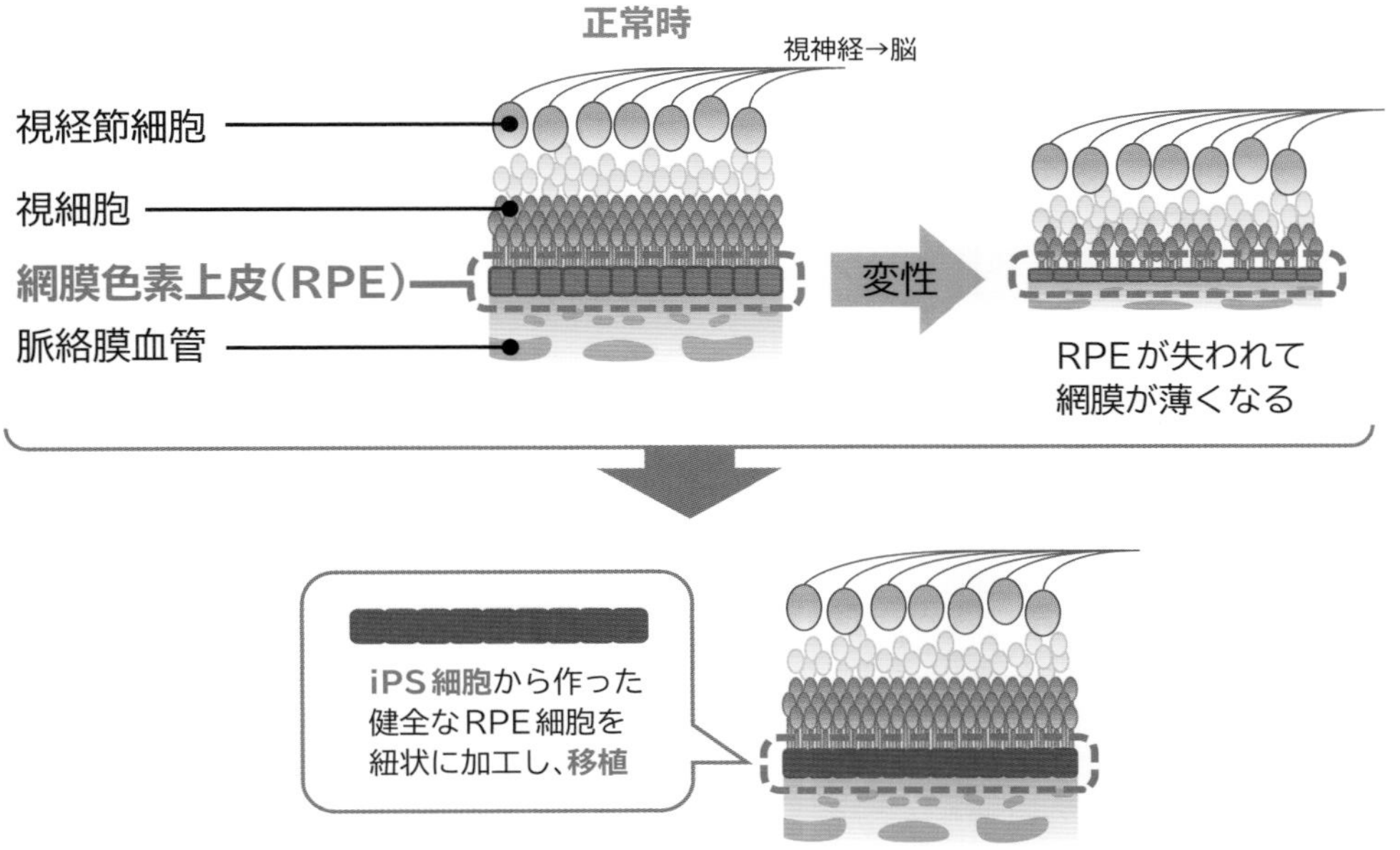

神戸市立神戸アイセンター病院提供資料から作図

よる再生医療は、すでに患者さんに治療を行っているわけですから、実用化の段階に入っているとはいえます。ただ今は臨床研究なので、ごく限られた患者さんしか受けることができません。

　そこで先進医療として認可を受けるべく、厚生労働省とも相談を進めています。先進医療は、研究段階ではありますが、臨床研究と比べれば、よりたくさんの患者さんに再生医療を提供できます。そして、先進医療として実績を積み上げて、ゆくゆくは保険収載を目指しています。できるだけ早く先進医療に認可されればと考えています。

網膜の内装の疾患治療へ さらなる研究を続ける

　網膜の再生医療というのは、外層から徐々に内層に向かって治療開発が進んでゆくと考えています。となると、脳に神経信号を送る網膜神経節細胞の疾患にゆくゆくは取り組まなければなりません。その最たるものが、日本人の失明原因第1位の緑内障ということになります。

　ただそこまでたどり着くには、あと10年以上はかかるでしょうね。そのころには、次の世代にバトンタッチしているとは思いますが。それでもさらに網膜の内層に入っていって、全ての網膜細胞を再生治療できるようになればと思っています。

　また目の病気の研究は、いわゆる健康寿命に深く関わるものだと思っています。人間は外界の情報の9割は目から得ているといわれています。他の動物と比較しても、かなり優れた視力を持っています。それが高齢化とともに失われるのは、寿命が延びても非常につらいものですので。

ICL－屈折矯正の新しい選択肢

ICLの先導者が語る

「眼内コンタクトレンズ視力矯正」の強み

近視矯正術の進化系ともいうべき「眼内コンタクトレンズ視力矯正（ICL）」に注目が集まっている。眼鏡やコンタクトレンズと違い、眼内にレンズを挿入するもの。角膜を削る必要がないので、従来の矯正術に抵抗感があった若い世代にも好評をもって迎えられた。

取材・文／岡林 秀明

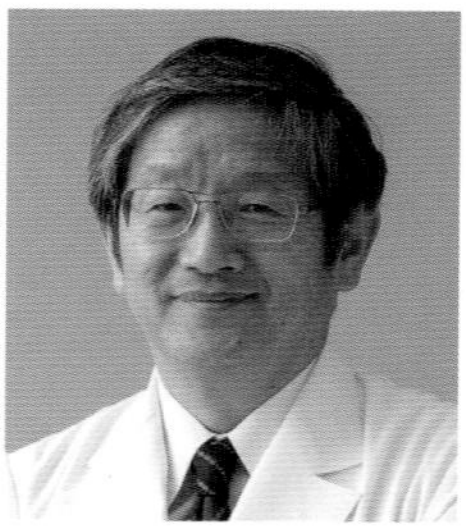

中京眼科視覚研究所
所長

市川 一夫（いちかわ・かずお）

医学博士。1978年、愛知医科大学卒業。1983年、名古屋大学大学院医学研究科博士課程修了。社会保険中京病院（現JCHO中京病院）眼科医長、主任部長を経て顧問。中京グループ会長。中国・大連医科大学客員教授。ハルピン医科大学付属第四医院客員教授。日本白内障屈折矯正手術学会（ＪＳＣＲＳ）前理事長。

レンズを目の中に入れる視力矯正術に注目

「近年、注目を集めているICL（インプランタブル・コンタクトレンズ）は眼鏡やコンタクトレンズと同様、レンズの力を借りて視力を矯正する方法です。ただし、眼鏡やコンタクトレンズとは違い、レンズを目の中に入れるところに大きな特徴があります」

と語るのは中京眼科（名古屋市熱田区）の市川一夫先生。白内障手術のエキスパートであり、「眼内コンタクトレンズ視力矯正（ICL）」の先導者でもある。現在でも白内障、ICLの年間執刀数は2000件以上に達する（2022年1～12月）。

行動力は抜群。国内外で手術の助っ人、技術指導に引っ張りだこで、国内では北は北海道から南は九州まで、海外ではモンゴル、中国、ベトナム、ミャンマーといった国々で腕を振るってきた。

新型コロナウイルス感染症の影響で海外渡航は制限されているものの、2023年1月にはモンゴルのクリニックでICL手術を実施、国内では相変わらず東奔西走の毎日を送る。

網膜にピントを合わせる「屈折矯正」

ICLは屈折矯正方法の進化系だ。外から目に入ってきた光は角膜と水晶体という2つのレンズで屈折され、網膜に像を結ぶ。角膜が目全体の屈折力の3分の2、水晶体が3分の1を担っている。

角膜や水晶体による光の屈折率が強すぎたり、角膜から網膜までの眼軸長が長すぎたりすると網膜でピントがあわない。こうした原因による近視に対して、凹レンズの眼鏡やコンタクトレンズなどを使用することで網膜に焦点を結ばせ、くっきりと見えるように調整することを「屈折矯正」と呼んでいる。

ただ、眼鏡やコンタクトレンズには特有の欠点があった。眼鏡はスポーツや運動をするときは邪魔になるし、入浴時などは外さなければならない。

コンタクトレンズは角膜上にレンズを装着し、屈折を矯正するもの。角膜に直接ふれることから、衛生管理が重要で、角膜を傷つける危険性もあった。着けたり、外したりが面倒で、ワンデーコンタクトレンズなどを使用すると購入費用がかさむ。

長い屈折矯正の歴史の中で、2000年代から普及したのが角膜をエキシマレーザーで削り、角膜の形状を変えることで視力を矯正するレーザー屈折矯正手術(レーシックなど)。ただ、

屈折矯正とは

●角膜や水晶体による光の屈折率が強すぎる
●眼軸長が長すぎる

↓

網膜でピントがあわない

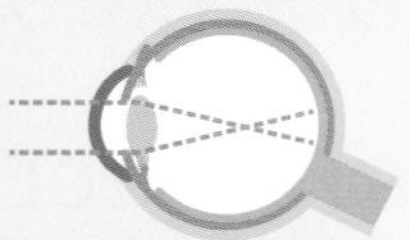

↓

凹レンズの眼鏡やコンタクトレンズなどで網膜に焦点を結ばせる。これが屈折矯正

眼内コンタクトレンズ視力矯正(ICL)は屈折矯正の新しい選択肢

角膜の厚さによって矯正範囲が制限され、角膜を削り、形状を変えることに抵抗感を持つ人も少なくなかった。

術前の検査とカウンセリングを重視

これらの屈折矯正方法に対し、「眼内コンタクトレンズ視力矯正（ICLは米国のSTAAR SURGICALの登録商標）」は角膜を削らず、虹彩と水晶体の間にレンズを入れて固定し、屈折を調整する。光学部を大きく確保できることもあって、シャープで、鮮やかな見え方が期待できる上、手入れが不要で、日常生活のわずらわしさが軽減される。

しかも、角膜が薄い人でも角膜後面から水晶体前面までの距離が原則3ミリ以上あれば手術を受けることができる（その他の適応基準のクリアが必要）。

術前の検査とカウンセリングは慎重に行っている。ICLを希望する人に対しては屈折検査、視力検査、眼圧検査、角膜内皮細胞数検査、角膜厚検査、角膜径検査、前房深度検査、角膜形状解析検査などを行い、手術の適応基準を満たしているかどうかをチェックする。

適応基準を満たしており、「手術ができる」となったら、ふたたび屈折検査・視力検査・角膜形状解析検査を行い、調節麻痺剤を使用した屈折検査を行う。一日の行動スタイルや、どういう職業なのか、主に何を見たいのか、どういう見え方を希望するのかといったことを丁寧にヒアリングしながら、手術に使用するレンズの度数を決定する。

度数とレンズのサイズは慎重に決定

「特に度数の選択とレンズのサイズの決定は慎重に進めます」と市川先生は力を込める。

近視度数を表す「D（ディオプター）」が－（マイナス）3・00D未満は「軽度近視」、－6・00D未満が「中等度近視」、－6・00D以上が「強度近視」とされている。

「たとえば普通に視力測定をして－5Dの近視だったとしても、調節麻痺剤を使用して検査すると、－4・5Dだったり、－4Dだったり、はなはだしい場合は－3Dの近視だったりします。その場合、－5Dに対応するレンズを使うと目の筋肉や腱に常に負荷がかかった状態になってしまう。患者さんは疲れますし、日常生活動作に支障がでるかもしれません。そうしたことが起こらないよう、事前の検査に力を入れています」

普段からコンタクトレンズを装用している場合、角膜の形状が変わっているケースも少なくない。正確な度数を測定するために一定期間、装用を中止してもらう。検査とカウンセリングには相応の時間がかかるわけだ。

ICL手術の手順

1. 目薬で瞳孔を拡大し、点眼麻酔を行った上で、角膜の縁を切開する。
2. 切開創からレンズを目の中に入れる。
3. 角膜内皮と水晶体から安全な距離を確保し、レンズを固定する。
4. 瞳孔を収縮させ、手術は終了。

レンズの大きさの決定も難しい。レンズは虹彩の背部、水晶体の手前の毛様体溝に固定するが、この部分の幅が検査では測定できないからだ。医師の経験で想定しており、ある程度以上の症例数を有するドクターを選ぶ必要がある。

角膜は削らないので角膜の形状は変化せず

市川先生は愛知県岡崎市出身。眼科医を志望した理由は「実家が眼鏡店だったから」。

愛知医科大学に入学、1期生として同大学の基盤づくりに全力を尽くした。卒業後は指導教員の勧めもあって名古屋大学大学院へ進み、その後、社会保険中京病院（現在のＪＣＨＯ中京病院）に勤務。「白内障手術の市川」として知られ、眼科医長、眼科主任部長を務めた。

ＩＣＬに注目したのは米国で薬事承認された２０００年頃。２００２年には米国でSTAAR認定ＩＣＬインストラクターの資格を取得した。現在は日本に2人しかいないシニアエキスパートインストラクターを務める。

ＩＣＬの普及と技術向上に力を入れる「ＩＣＬ研究会」を山王病院アイセンターの清水公也センター長らとともに引っ張る。

一般的なＩＣＬ手術の手順は別図の通りだ。

角膜は削らないので、角膜の形は変化しない。切開創が小さく、回復は早いため、入院する必要はなく、日帰りが可能だ。

医師選びのポイントは症例数の多さ

ＩＣＬのレンズは安定性に優れている。米国での最初の手術から20年以上が経っており、良好な成果を収めてきた。術後の早い段階から屈折は安定し、長期にわたって安定した屈折値を示している。

STAARの調べによると、96％の症例で眼鏡などによる術前矯正遠方視力よりも良好な裸眼遠方視力が得られた。

最後に「ＩＣＬ手術を希望する人の医師・医療機関の選び方のポイント」を伺ったところ、「きちんとしたライセンスを持っている医師・医療機関を選ぶこと。一定の症例数以上の執刀経験がある医師を選ぶこと」と即座に力強い答えが返ってきた。

眼内コンタクトレンズ視力矯正（ICL）とは

「眼内コンタクトレンズ視力矯正（ICL）」は角膜を削らず、虹彩と水晶体の間にレンズを入れて固定し、屈折を調整する方法。

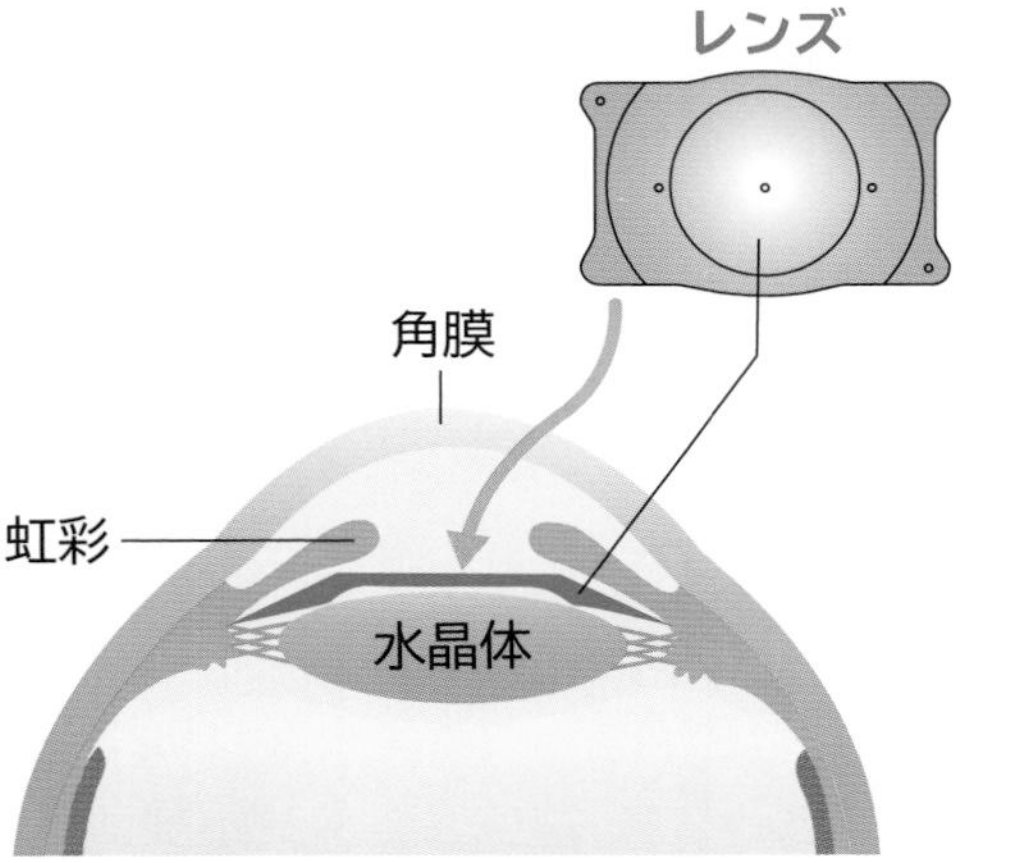

眼科医療最前線

眼科でこそ活きる
ＡＩ画像診断

人工知能、ＡＩは理解や推論、問題解決など人間の知的行動をコンピュータで人工的に再現した技術。この人間が生んだ新たな頭脳を応用・活用した眼科向け画像ＡＩ診断支援サービスが「ＤｅｅｐＥｙｅＶｉｓｉｏｎ」だ。ＡＩが瞳孔の奥を撮影した眼底画像を遠隔で解析、診断する画期的なシステム。このシステムは自治医科大発のＡＩベンチャー企業が開発した。同大の准教授および、同社ＣＥＯで開発者の髙橋秀徳医師は「ＡＩの力で失明する人を一人でも減らしたい」と将来を見据える。タッグを組んだＡＩと眼科診療。果たして、どんな相乗効果を見せるのか。

取材・文／星 裕一朗

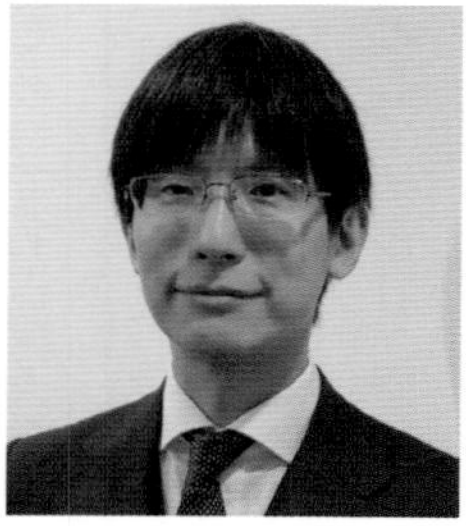

DeepEyeVision 株式会社
代表取締役 CEO
髙橋 秀徳（たかはし・ひでのり）
自治医科大学 眼科 准教授、医学博士
東京大学医学部卒
日本眼科学会 AI, ビッグデータ ,
遠隔医療 戦略会議 委員

眼底画像を解析、疾患名とその確率を提示

システム開発の立役者となったベンチャー企業はシステム名と同じ「DeepEyeVision」。目は体の窓で、その奥、眼底をのぞけば、さまざまな体の異変が見えてくる。

まず、患者の眼底検査をした医療機関が、撮影した眼底画像をクラウドシステムにアップする。この画像を同社のＡＩが一次解析した後、候補と思われる疾患名をその確率とともに提示する。レントゲン画像などから病気の有無や程度を診断、同社と提携する読影医が、提示された疾患名を参考にしながら、元の眼底画像を観察して最終的な診断を下す。その結果を医療機関に回答する。ＡＩによる解析と医師による遠隔読影を組み合せたクラウド型サービスだ。

医療機関から集めた約50万枚を深層学習

「AIは自治医科大学の健診センターで過去10年間に撮影され、さらには、栃木県内にある近隣の医療機関から集めた眼底画像、約50万枚を深層学習しています。このAIが写真を解析し、網膜の出血の有無、眼底の血管や神経に異常がないかなどを読み取り、病気の可能性を提示します。AIが算出した病気の可能性と、実際の医師が下した診断と一致する確率は80%を越えています。糖尿病、緑内障、網膜剥離、動脈硬化、高血圧症、脳腫瘍など約100種類の病気の疑いを判定できます。」(高橋医師)

現在、健診センターや総合病院の健診部門、眼科クリニックなどの10の医療機関がこのサービスを導入している。

「当初、AIが示した病名を、本当なのかと、信じられない時もありました。しかし、画像をよく見てみると、小さな出血を見逃していたことがありました」と高橋医師自身もAI診断の精度に舌を巻く。

このシステムを開発した高橋医師は2001年、東京大学医学部を卒業。長らく、東京大学眼科と自治医科大学眼科で眼底の失明性疾患の研究に従事した。2016年にDeepEyeVisionを起業。栃木県を拠点にして、自治医科大学眼科准教授として失明性疾患の診断・治療に従事しながら、健診眼底写真読影支援システム「DeepEyeVision」を開発した。

AIの能力の高さを知り、起業を決意

「2015年頃、深層学習したAIが人間の画像識別能力を超えるなど、人工知能がすごいらしいことを知りました。そこで、深層学習の研究を始め、成果を論文掲載した際、文中のURLをクリックするとサイトが開き、そこに眼底写真をアップロードすると、AIが診断するサイトを開発しました。しかし、大学の研究支援課の人から「大学は教育機関なのだから、そういう事業は大学の経費でやってはいけない。個人で事業を起こしてやりなさい」と言われ、そんなものかと納得して、DeepEyeVisionを起業しました。

眼科領域の起業家・開発者としての片鱗は子どもの頃からあったという。

「もともと、メカニックとか虫に興味があり、特に昆虫撮影が好きでした。同じくらい、カメラへの造詣も深めていました。なので、医学部を受験する前は精密機器を作るメーカーに勤めたいとも思っていました。医学部入学後、たまたま眼科の先輩から『眼科は機械をいじるような、いろいろな研究できる楽しいところだよ』と誘われ、それに、カメラは目と同じ構造ですから、なんとなく面白そうだと

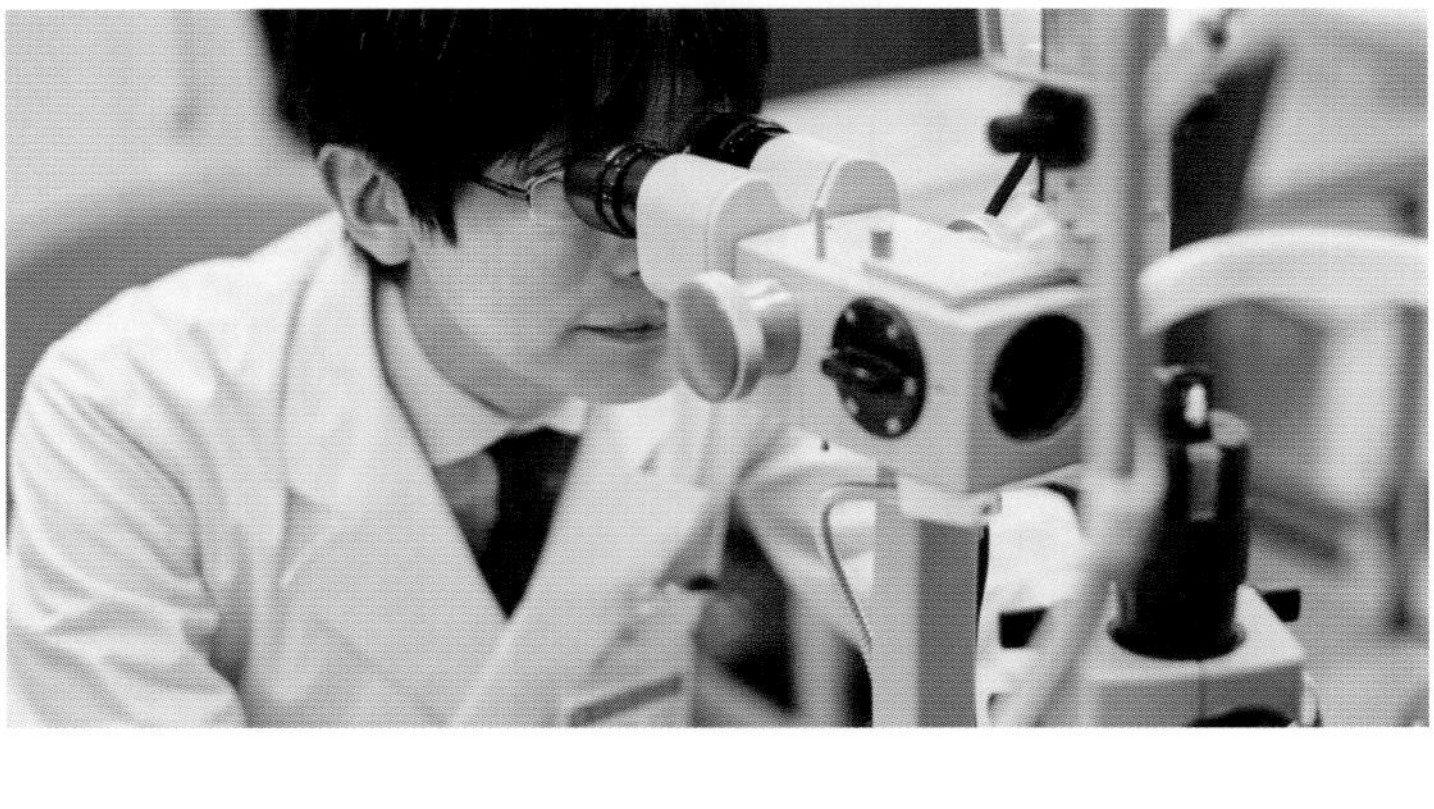

AIを活用した遠隔読影サービス

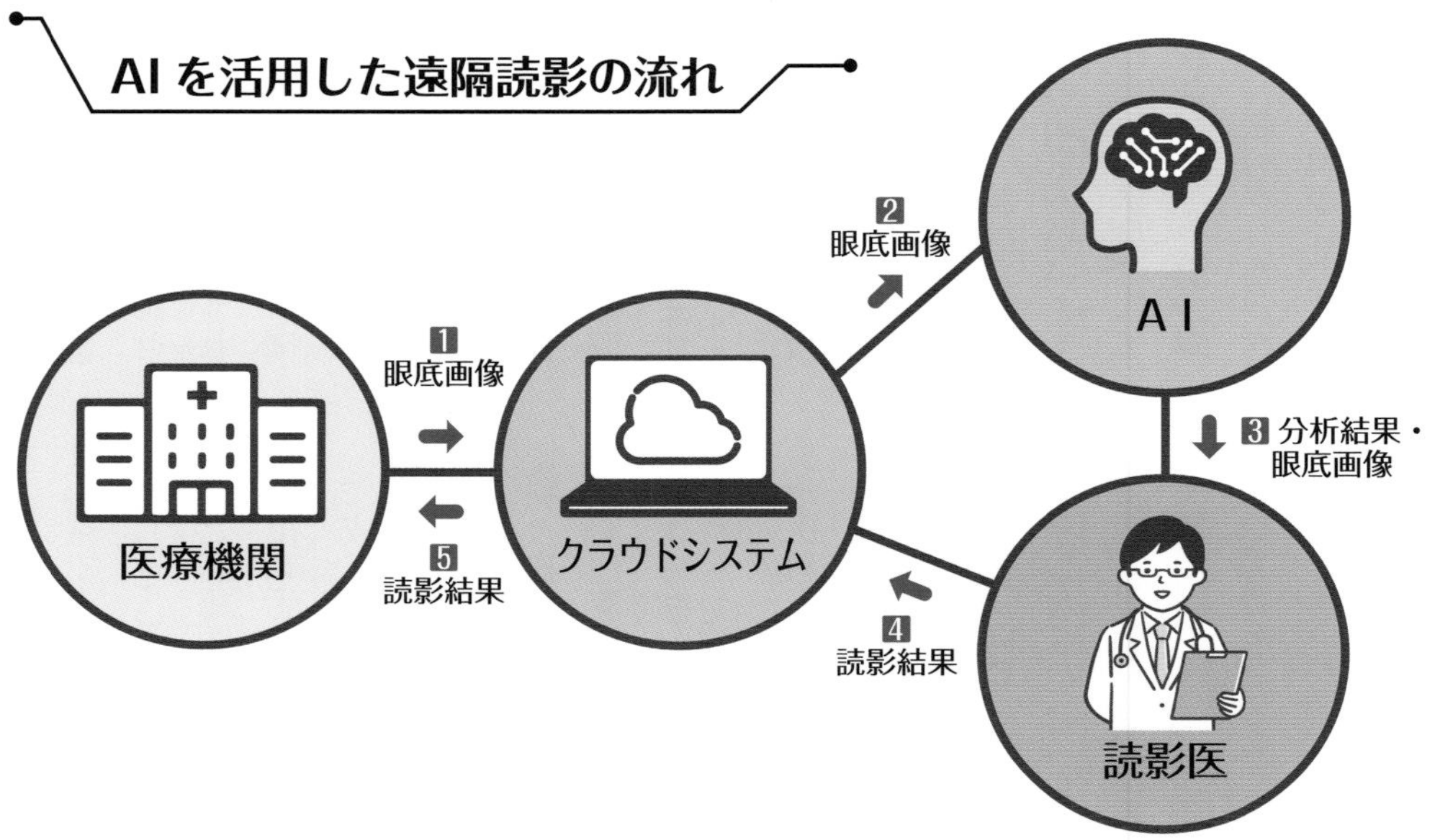

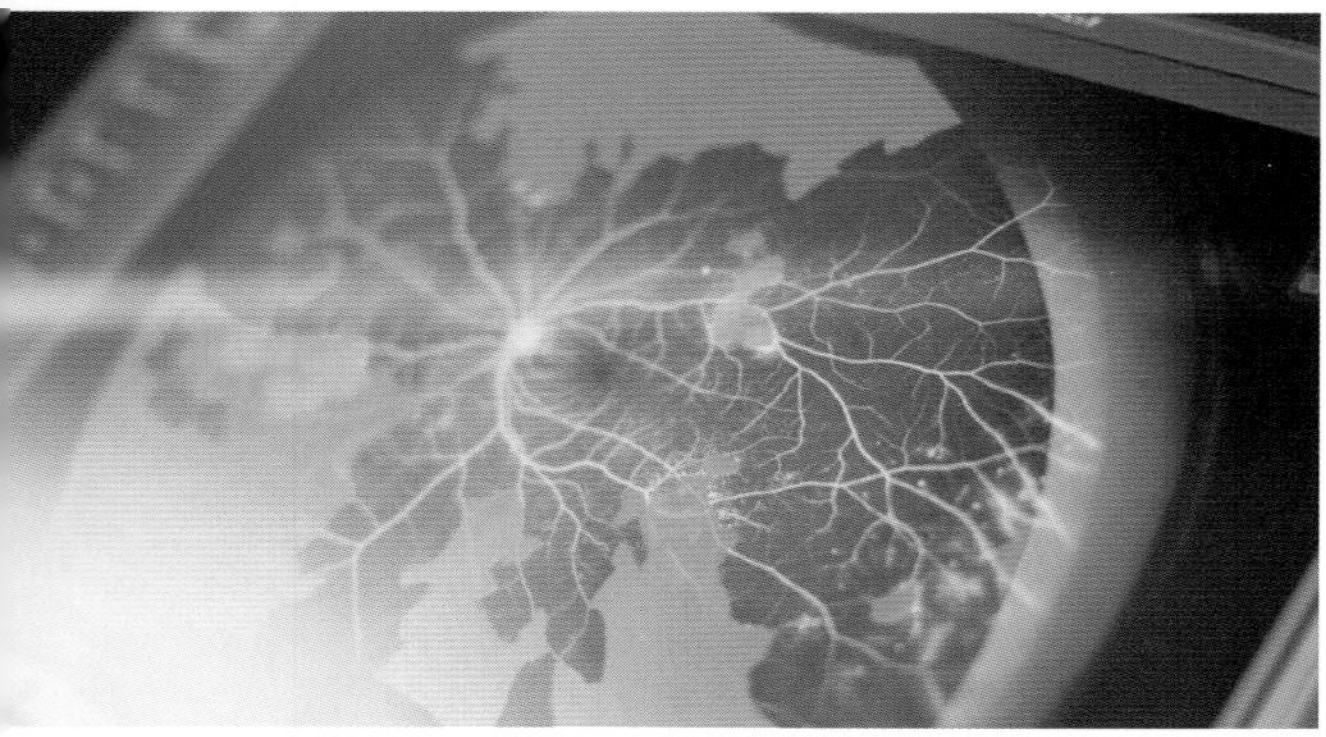

思い、眼科の道に進むことになりました」。

眼科医の都市部偏在をＡＩ画像診断が改善

高橋医師が眼科医療において、問題視する一つに眼科医の都市部への偏在がある。

「地方都市の眼科クリニックは患者さんで非常に混み合い、待ち時間も長い。僻地では、月に１回、大学病院などから眼科医が一人で赴き、診療しているところもあります。その後は、約１カ月間、その地は眼科医が不在になってしまうのです。対して、ＡＩの活用や遠隔医療の実現など眼科医療が高度化することで、眼科医の偏在は改善されます。末期まで自覚に乏しい糖尿病網膜症や緑内障などの各種疾患を早期発見する可能性が高まるでしょう。それが国全体の医療費削減につながると期待しているのです」

高橋医師が画像ＡＩ診断支援システムを開発した最大の理由が、眼科医の負担軽減だという。そこには、日本の眼科医療が帯びる特殊性がある。

「眼科も医学の向上が急速に進み、医師の専門性が高くなり、細分化しているのが実情です。その結果、一人の眼科医が目の表面から奥まで、全てを診断・

眼科向け画像ＡＩ診断支援サービス

「ＤｅｅｐＥｙｅＶｉｓｉｏｎ」の効果

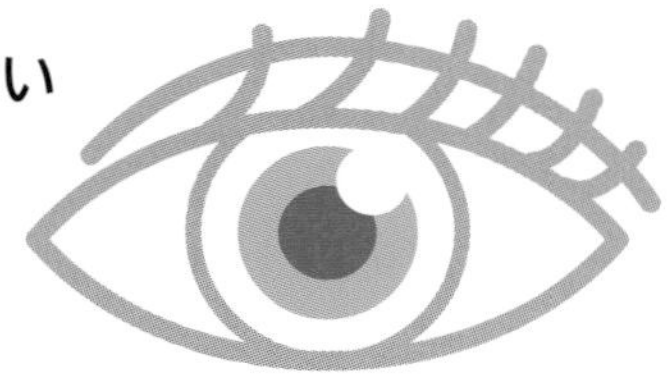

- 医療機関における**読影医不足が解消**
- 読影医による診断結果のばらつきが極めて小さい **“平準化”が可能**
- 僻地を含む日本全体の**眼科医療の高度化**
- 末期まで自覚に乏しい糖尿病や緑内障など**各種疾患の早期発見**
- 国全体の**医療費削減**

治療するのがほぼ不可能なのです。つまり、眼底を専門にする眼科医は、角膜など目の表面に精通していません。その逆も然りです。さらには、専門性の高い医療機関には、そこでしか治療できない患者さんが密集します。そのため、待ち時間が数時間にも及ぶことも珍しくありません」

診断にかかる時間が約3分の1に短縮

こうした眼科医の間にある専門性の隔たりを解消し、診療の負担を軽減するためにはＡＩの力が必要だと、高橋医師は力を込める。

「ＡＩが眼底画像の異常部位を指摘して、診断名を提案すれば、眼科医は今よりも短時間で的確に病変が見つけられます。それにより生まれた余剰時間を、より多くの患者さんの診療に充てられます。実際に、このシステムを導入した健診センターは医師の診断にかかる時間が約3分の1に短縮され、病気の見落としが減りました。また、読影医による診断結果のばらつきが極めて少ない平準化を可能にするでしょう」

今後は診断の精度をより高め、健康診断や一般のクリニックでも使えるようにしたいという。

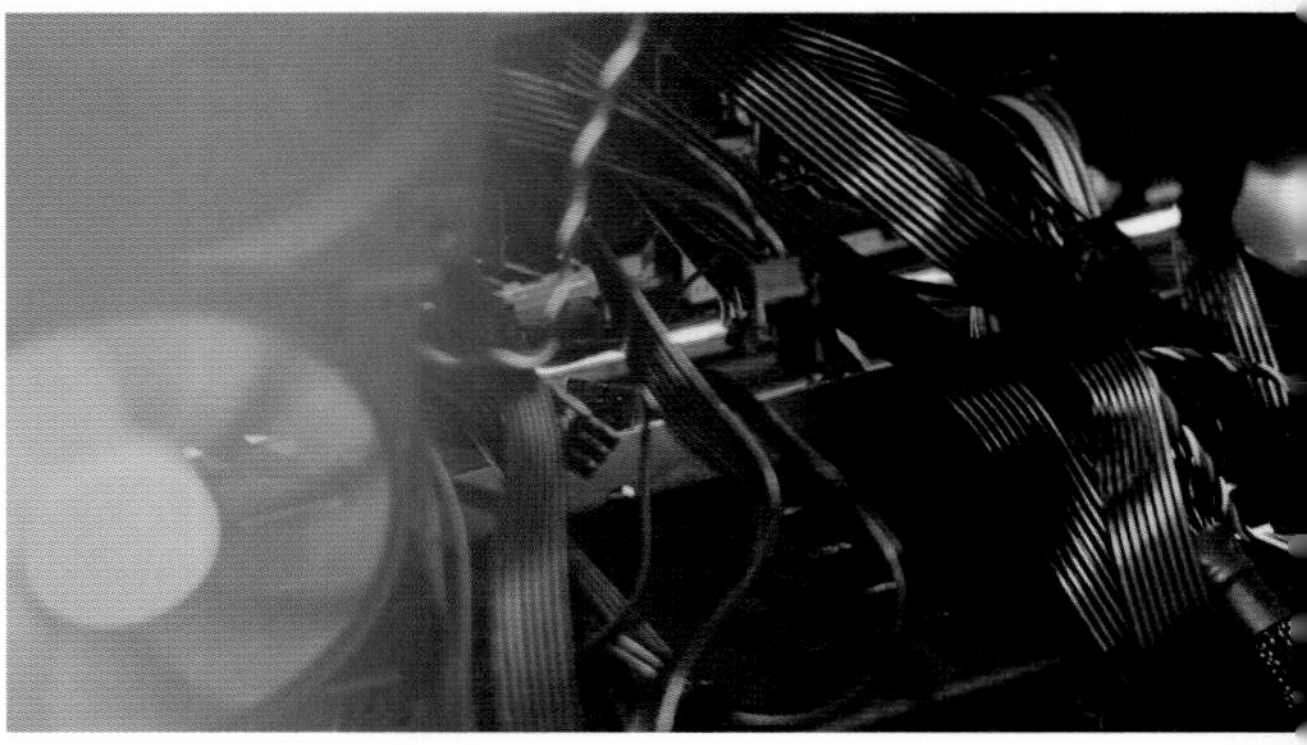

徹底独自調査!

全国エリア別 眼科手術症例数リスト 309病院一挙掲載

医療新聞社では眼科疾患及び治療法に関して、2021年1月1日～ 12月31日の1年間の手術・治療実績について、該当する全国の医療機関に独自のアンケート調査を実施しました。本誌では回答をいただいた医療機関を「北海道・東北」「関東」「北陸・甲信越」「東海」「近畿」「中国・四国」「九州・沖縄」の地域ごとにリスト化して掲載しました。

調査期間中に新型コロナウイルス感染症による医療逼迫の状況もあり、アンケートにご対応ができない医療機関も数多くございました。本調査の回答は任意としており、リスト掲載された医療機関以外にも数多くの医療機関があることをご理解いただくとともに、本調査を医療機関選びのひとつの参考としていただければ幸いです。

徹底独自調査! 全国エリア別 眼科手術症例数リスト 各項目の解説

対象医療機関 アンケート送付 4133医療機関	全国309病院
調査対象期間	手術・治療実績: 2021年1月1日～12月31日の1年間 2021年以降開院など一部の医療機関に関しては諸事情を考慮しています。
アンケート調査対象	47都道府県の医療器情報システムに登録されている医療機関のうち、「対応できる短期滞在手術」の項目に「水晶体再建術」が含まれている医療機関、及び前述以外で「水晶体再建術」を行っていると独自調査で判明した医療機関に調査票を配布し、回答のあった医療機関のみ掲載しました。
アンケート内容	●症例数は1眼=1件として集計。 ●症例数は保険収載されている術式の手術コード※で集計。自由診療などに関しては各医療機関様が独自に集計したものです。 ※診療報酬点数表の診療行為のうち手術(K)の領域に対し割り当てられたコード。 ●アンケート記入なしは「—」と表記。 略称・愛称 ・NHO=独立行政法人国立病院機構 ・JCHO=独立行政法人地域医療機能推進機構 ・JA=厚生農業協同組合連合会 ・JOHAS=労働者健康安全機構 ・KKR=国家公務員共済組合連合会

データの見方について

① 白内障手術症例数

水晶体再建術
内訳として、保険診療下での件数と、自由診療・選定療養で行った件数の合計。
網膜硝子体同時手術、緑内障同時手術は含まれません。

② 網膜硝子体手術症例数

網膜硝子体手術
保険診療下で行われた網膜硝子体関連手術の合計。

硝子体内注射
抗VEGF薬の注射件数。

③ 緑内障手術症例数

緑内障手術
保険診療下で行われた緑内障手術の合計。

④ 眼瞼下垂症手術症例数

眼瞼下垂症手術
保険診療下で行われた眼瞼下垂症手術の件数。

①　②　③　④

北海道・東北

白内障手術症例数			網膜硝子体手術症例数				緑内障手術症例数			眼瞼下垂症手術症例数
水晶体再建術			網膜硝子体手術		レーザー治療他		緑内障手術		レーザー治療他	眼瞼下垂症手術
	保険診療	自由診療・選定療養		うち白内障同時手術		硝子体内注射		うち白内障同時手術		
391	391	0	63	34	250	200	17	6	0	3
76	76	0	6	5	34	33	2	2	3	0
729	729	0	242	170	535	449	7	0	3	20 ※
206	206	0	7	0	662	578	0	0	0	3
1285	1275	10	106	76	611	258	1	0	0	0

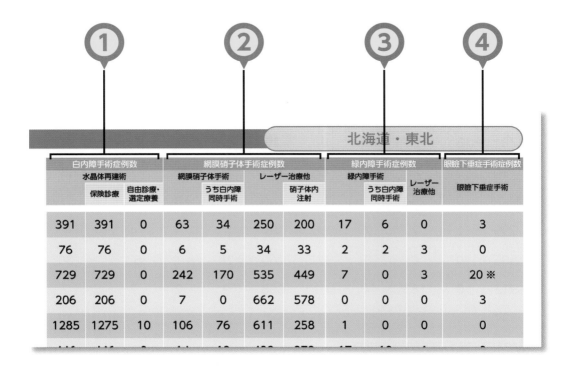

白内障手術症例数			網膜硝子体手術症例数				緑内障手術症例数			眼瞼下垂症手術症例数
水晶体再建術			網膜硝子体手術		レーザー治療他		緑内障手術		レーザー治療他	眼瞼下垂症手術
	保険診療	自由診療・選定療養		うち白内障同時手術		硝子体内注射		うち白内障同時手術		
391	391	0	63	34	250	200	17	6	0	3
76	76	0	6	5	34	33	2	2	3	0
729	729	0	242	170	535	449	7	0	3	20※
206	206	0	7	0	662	578	0	0	0	3
1285	1275	10	106	76	611	258	1	0	0	0
446	446	0	14	13	439	379	17	12	1	0
136	136	0	0	0	259	218	0	0	0	6
1974	1788	186	215	109	1708	1616	148	57	15	5
215	215	0	5	2	316	282	0	0	2	0
201	199	2	9	6	65	27	0	0	0	-
875	875	0	329	225	1258	1122	9	0	12	110
1221	1154	67	82	-	-	0	-	-	-	-
797	797	0	300	0	1675	1505	171	0	111	29
1213	1182	31	221	-	137	113	120	-	107	0
778	771	7	0	0	66	0	0	-	40	0
1832	1787	45	270	137	1116	857	35	15	2	88
929	929	0	257	166	1272	1069	0	0	18	146※
958	950	8	-	-	70	14	-	-	3	-
739	731	8	12	11	93	25	129	115	49	0
190	190	0	11	0	229	192	0	0	7	68※
1308	1308	0	284	0	790	750	17	0	6	0
300	299	1	7	7	66	48	-	-	4	-
605	605	0	0	0	372	260	20	1	53	30
913	913	0	183	-	1014	668	9	2	7	7
889	889	0	111	67	135	92	28	0	0	48

※ 眼瞼下垂症手術は形成外科で実施。手術件数は形成外科の数字。

都道府県別症例実績

都道府県	市区町村	医療機関名（施設名）
北海道	札幌市厚別区	ＪＣＨＯ 札幌北辰病院
北海道	札幌市厚別区	新札幌おおたに眼科
北海道	札幌市中央区	時計台記念病院
北海道	札幌市中央区	おくしば眼科
北海道	札幌市豊平区	回明堂眼科・歯科
北海道	札幌市豊平区	ＫＫＲ札幌医療センター
北海道	札幌市東区	天使病院
北海道	札幌市東区	札幌かとう眼科
北海道	札幌市東区	札幌東徳洲会病院
北海道	札幌市東区	札幌おおの眼科※1
北海道	旭川市	旭川赤十字病院
北海道	旭川市	旭川たかはし眼科
北海道	旭川市	旭川医科大学病院
北海道	旭川市	十川眼科
北海道	小樽市	明治眼科医院
北海道	北広島市	北広島おぎの眼科
北海道	北見市	北見赤十字病院
北海道	北見市	菅原眼科
北海道	北見市	のみやま眼科
北海道	釧路市	市立釧路総合病院
北海道	釧路市	総合病院釧路赤十字病院
北海道	士別市	しべつ眼科※2
北海道	苫小牧市	明野眼科クリニック
北海道	苫小牧市	王子総合病院
北海道	函館市	藤岡眼科

※1 集計期間2022/6/1-11/30　※2 集計期間2022/6 - 12

白内障手術症例数			網膜硝子体手術症例数				緑内障手術症例数			眼瞼下垂症手術症例数
	水晶体再建術		網膜硝子体手術		レーザー治療他		緑内障手術		レーザー治療他	眼瞼下垂症手術
	保険診療	自由診療・選定療養		うち白内障同時手術		硝子体内注射		うち白内障同時手術		
313	313	0	1	0	48	9	10	0	4	1
1930	1905	25	129	60	1404	1072	62	10	69	93
252	250	2	-	-	50	30	-	-	30	-
440	413	27	-	-	-	-	39	36	188	90
274	274	0	0	0	84	72	0	0	5	0
307	307	0	1	1	128	109	1	0	3	-
297	297	0	3	3	411	321	71	0	16	4
573	566	7	45	34	106	91	-	-	-	2
526	526	0	258	100	331	130	3	0	7	24
2604	2444	160	409	173	1072	830	104	28	33	76
2491	2461	30	228	134	747	577	129	0	0	35
1594	1594	0	834	452	2474	2245	555	334	233	19
78	78	0	0	0	120	86	0	0	14	0
1576	1576	0	453	335	1159	788	68	40	5	38※
201	201	0	0	-	63	-	-	-	-	-
75	75	0	-	-	8	0	-	-	-	-
1045	1045	0	809	91	2142	1970	293	131	44	27
67	67	0	0	0	59	51	1	0	5	5
68	68	0	0	0	0	0	0	0	0	0
62	62	0	0	0	25	2	0	0	0	0
390	330	60	2	-	95	83	2	0	4	8
379	379	0	-	-	4	-	-	-	1	-
629	629	0	2	-	166	108	-	-	-	4
612	604	8	-	-	182	75	-	-	43	22
614	608	6	52	28	242	192	77	8	3	14

※ 眼瞼下垂症手術は形成外科で実施。手術件数は形成外科の数字。

都道府県別症例実績

都道府県	市区町村	医療機関名（施設名）
北海道	函館市	本間眼科医院
北海道	函館市	江口眼科病院
北海道	美唄市	びばい眼科クリニック
北海道	留萌市	オロロンライン眼科
北海道	二海郡八雲町	八雲総合病院
北海道	紋別郡遠軽町	遠軽厚生病院
青森県	八戸市	白山台くに眼科
岩手県	盛岡市	森眼科クリニック
宮城県	仙台市青葉区	仙台のだ眼科クリニック
宮城県	仙台市青葉区	平成眼科病院
宮城県	仙台市青葉区	佐藤裕也眼科医院
宮城県	仙台市青葉区	東北大学病院
宮城県	仙台市太白区	山田かぎとり眼科
宮城県	仙台市宮城野区	東北医科薬科大学病院
宮城県	石巻市	石巻市立病院
宮城県	宮城郡利府町	仙塩利府病院
秋田県	秋田市	秋田大学医学部附属病院
秋田県	能代市	工藤眼科医院
秋田県	湯沢市	雄勝中央病院
山形県	山形市	山形県立中央病院
山形県	山形市	山形眼科歯科
山形県	鶴岡市	滝沢眼科
山形県	東置賜郡高畠町	上領眼科クリニック
福島県	福島市	土屋眼科医院
福島県	郡山市	今泉眼科病院

北海道・東北

白内障手術症例数			網膜硝子体手術症例数				緑内障手術症例数			眼瞼下垂症手術症例数
水晶体再建術			網膜硝子体手術		レーザー治療他		緑内障手術		レーザー治療他	眼瞼下垂症手術
	保険診療	自由診療・選定療養		うち白内障同時手術		硝子体内注射		うち白内障同時手術		
218	214	4	22	19	350	227	15	7	1	30

関東

497	497	0	150	68	957	852	29	1	4	20
6831	6759	72	1401	265	5583	4894	783	395	357	574
437	-	-	4	4	173	141	6	0	7	0
502	502	0	40	30	430	371	4	2	3	0
2125	1961	164	286	-	1700弱	1600弱	142	119	203	166
886	884	2	332	176	2097	1858	53	27	2	16
1218	1133	85	124	81	65	0	60	27	188	119
305	305	0	-	-	17	-	-	-	-	6
1000	1000	0	263	124	515	362	44	12	45	55
97	97	0	0	0	12	0	0	0	6	5
188	188	0	0	-	50	47	242	130	0	67
103	103	0	0	0	566	539	0	0	0	0
128	128	0	26	19	126	87	1	1	10	1
607	563	44	-	-	281	180	85	51	43	0
377	377	0	10	8	70	40	25	25	6	0
407	407	0	0	-	401	357	0	0	5	2
601	588	13	21	0	297	245	31	31	18	30
624	624	0	416	224	-	-	126	12	-	5
570	539	31	27	19	61	0	0	0	18	0
1320	1200	120	0	-	260	240	200	120	10	60
488	488	0	94	49	202	165	84	28	4	53

都道府県別症例実績

都道府県	市区町村	医療機関名(施設名)
福島県	白河市	白河厚生総合病院

都道府県別症例実績

茨城県	水戸市	総合病院水戸協同病院
茨城県	水戸市	小沢眼科内科病院
茨城県	牛久市	つくばセントラル病院
茨城県	土浦市	総合病院土浦協同病院
茨城県	取手市	松本眼科
茨城県	稲敷郡阿見町	東京医科大学茨城医療センター
栃木県	小山市	もりや眼科
栃木県	鹿沼市	細川内科・外科・眼科
栃木県	那須塩原市	国際医療福祉大学病院
栃木県	矢板市	国際医療福祉大学病院塩谷病院
群馬県	前橋市	老年病研究所附属病院
群馬県	伊勢崎市	伊勢崎市民病院
群馬県	太田市	太田鈴木眼科
群馬県	高崎市	だるま眼科
群馬県	高崎市	吉井中央診療所
群馬県	沼田市	利根中央病院
埼玉県	さいたま市岩槻区	やながわ眼科
埼玉県	さいたま市大宮区	自治医科大学附属さいたま医療センター
埼玉県	さいたま市大宮区	大宮・井上眼科クリニック
埼玉県	さいたま市北区	むらのひがしクリニック
埼玉県	さいたま市桜区	米山眼科

白内障手術症例数			網膜硝子体手術症例数				緑内障手術症例数			眼瞼下垂症手術症例数
水晶体再建術			網膜硝子体手術		レーザー治療他		緑内障手術		レーザー治療他	眼瞼下垂症手術
	保険診療	自由診療・選定療養		うち白内障同時手術		硝子体内注射		うち白内障同時手術		
1862	1862	0	173	88	1218	1032	303	101	40	5
107	107	0	0	0	28	10	0	0	4	0
219	218	1	5	4	63	54	20	18	3	0
540	459	81	0	0	502	284	0	0	47	86
1985	1814	171	150	127	1005	911	16	0	21	34
846	846	0	0	0	136	0	0	0	33	0
325	325	0	0	0	80	42	0	0	3	0
62	62	0	0	0	0	0	0	0	0	0
300	300	0	51	35	285	270	9	8	13	8
943	929	14	138	114	393	299	4	0	10	18
1242	1232	10	184	132	784	663	78	37	21	98
379	379	0	0	0	190	138	0	0	46	16
1866	1866	0	815	570	856	335	223	72	22	4
1484	1481	3	26	16	721	701	61	21	21	0
297	295	2	0	0	114	38	4	0	1	4
917	917	0	43	34	1943	1679	0	0	0	0
1232	950	282	88	66	786	600	8	6	2	34
424	416	8	49	33	377	60	0	0	1	0
1107	1103	4	486	229	473	319	145	13	7	48
444	444	0	0	0	65	44	0	0	0	17
202	202	0	25	17	58	47	10	10	0	4
1102	1096	6	74	29	889	786	0	0	7	0
1431	1431	0	724	-	1167	934	90	0	63	116
3947	3905	42	1025	121	3026	2474	112	47	48	244
856	856	0	27	21	546	491	18	38	20	24

都道府県別症例実績

都道府県	市区町村	医療機関名（施設名）
埼玉県	さいたま市中央区	さいたま赤十字病院
埼玉県	朝霞市	みらいず眼科
埼玉県	入間市	さくらガーデンクリニック
埼玉県	川口市	川口工業総合病院
埼玉県	春日部市	さだまつ眼科クリニック
埼玉県	熊谷市	はぎわら眼科
埼玉県	所沢市	やすまつ佐藤眼科医院
埼玉県	羽生市	羽生総合病院
埼玉県	東松山市	いうち眼科
埼玉県	本庄市	たにかわ眼科クリニック 本庄早稲田の杜
埼玉県	和光市	埼玉病院
埼玉県	入間郡三芳町	イムス三芳総合病院
埼玉県	入間郡毛呂山町	埼玉医科大学病院
千葉県	千葉市稲毛区	吉田眼科
千葉県	千葉市中央区	井上記念病院
千葉県	千葉市中央区	千葉医療センター
千葉県	我孫子市	我孫子おがわ眼科
千葉県	浦安市	イナガキ眼科
千葉県	柏市	東京慈恵会医科大学附属柏病院
千葉県	成田市	アジサイ眼科
千葉県	松戸市	眼科馬橋医院
千葉県	茂原市	今井眼科医院
東京都	板橋区	日本大学医学部附属板橋病院
東京都	江戸川区	西葛西・井上眼科病院
東京都	大田区	若葉眼科病院

白内障手術症例数			網膜硝子体手術症例数				緑内障手術症例数			眼瞼下垂症手術症例数
水晶体再建術			網膜硝子体手術		レーザー治療他		緑内障手術		レーザー治療他	眼瞼下垂症手術
	保険診療	自由診療・選定療養		うち白内障同時手術		硝子体内注射		うち白内障同時手術		
1229	1031	198	24	-	523	472	10	4	10	85
260	260	0	7	5	124	87	3	2	1	0
1890	1794	96	498	262	1602	1427	339	31	59	213
2072	2042	30	924	525	3010	2646	267	91	65	118
947	947	0	283	161	3903	3520	41	29	6	3
569	564	5	27	21	679	577	1	0	0	6
404	404	0	0	0	88	48	0	0	6	10
737	689	48	0	0	6	0	0	0	2	0
2385	1684	701	403	-	2007	-	720	48	252	86
1239	751	488	-	-	170	51	-	-	-	29
663	657	6	625	-	10103	9267	5	-	-	-
4203	4087	116	222	198	5	4	252	48	3	412
1366	1349	17	0	0	362	227	0	19	25	34
945	945	0	187	-	1973	1572	62	5	23	6
258	258	0	3	3	85	85	-	-	3	-
833	833	0	113	0	394	306	18	11	6	104
292	292	0	0	0	86	4	0	0	11	0
492	487	5	20	-	116	96	3	3	-	0
242	233	9	0	0	88	63	34	13	102	162
984	246	738	282	60	685	583	78	12	30	105
866	866	0	242	155	941	754	417	124	5	15
680	529	151	62	51	237	205	21	21	4	12
1488	1488	0	204	155	1864	1618	9	3	8	39
290	290	0	52	36	595	528	22	22	32	0
557	557	0	579	315	2233	2023	12	0	26	38

都道府県別症例実績

都道府県	市区町村	医療機関名（施設名）
東京都	葛飾区	杉田眼科
東京都	渋谷区	東京都立広尾病院
東京都	新宿区	慶應義塾大学病院
東京都	新宿区	東京医科大学病院
東京都	新宿区	東京女子医科大学病院
東京都	杉並区	荻窪病院
東京都	杉並区	田村眼科クリニック
東京都	世田谷区	等々力眼科
東京都	中央区	アイケアクリニック東京
東京都	千代田区	三井記念病院
東京都	千代田区	日本大学病院
東京都	千代田区	井上眼科病院
東京都	練馬区	つつみ眼科クリニック
東京都	練馬区	順天堂大学医学部附属練馬病院
東京都	練馬区	三木眼科
東京都	文京区	東京都立駒込病院
東京都	文京区	駒込みつい眼科
東京都	港区	山王病院
東京都	港区	国際医療福祉大学三田病院
東京都	港区	深作眼科 六本木院
東京都	目黒区	東邦大学医療センター大橋病院
東京都	小金井市	武蔵小金井さくら眼科
東京都	小平市	公立昭和病院
東京都	調布市	仙川おりはら眼科
東京都	八王子市	東京医科大学八王子医療センター

白内障手術症例数			網膜硝子体手術症例数				緑内障手術症例数			眼瞼下垂症手術症例数
	水晶体再建術		網膜硝子体手術		レーザー治療他		緑内障手術		レーザー治療他	眼瞼下垂症手術
	保険診療	自由診療・選定療養		うち白内障同時手術		硝子体内注射		うち白内障同時手術		
500	452	48	0	0	105	64	40	40	87	74
2327	1687	640	657	236	357	305	94	10	47	11
614	579	35	61	40	154	123	0	0	9	52
2111	1948	163	292	173	1205	1205	67	0	265	22
751	751	0	77	57	1053	983	52	14	0	0
215	215	0	2	-	-	-	2	2	-	-
777	777	0	15	10	77	31	57	19	11	-※1
1179	960	219	35	24	317	221	10	7	-	60
647	628	19	82	56	765	632	5	3	8	55
1008	950	58	407	270	183	153	7	6	5	0
177	167	10	-	-	103	16	-	-	45	-
1242	732	510	1610	486	610	514	426	81	9	15
4563	4241	322	620	351	1722	1213	130	52	52	62
486	418	68	50	30	218	178	8	6	18	66
1455	1401	54	605	382	30	12	327	194	1	12
2983	2874	109	586	331	443	212	575	200	54	31
262	244	18	-	-	114	91	-	-	9	-
156	156	0	6	6	31	0	0	0	0	10※2
1208	1086	122	62	27	225	134	9	-	17	3
447	447	0	15	6	97	58	0	0	28	22※2
340	340	0	0	0	76	24	0	0	53	0
626	624	2	126	85	1450	1226	5	3	5	70
324	322	2	-	-	10	-	-	-	-	-

※1 眼瞼下垂症手術は形成外科で実施。眼科では行っていません。　※2 眼瞼下垂症手術は形成外科で実施。手術件数は形成外科の数字。

都道府県別症例実績

都道府県	市区町村	医療機関名（施設名）
東京都	東大和市	桜街道たかやま眼科※1
東京都	町田市	中原眼科※2
東京都	武蔵野市	清水眼科
神奈川県	横浜市青葉区	昭和大学藤が丘リハビリテーション病院
神奈川県	横浜市泉区	国際親善総合病院
神奈川県	横浜市磯子区	康心会汐見台病院
神奈川県	横浜市神奈川区	横浜市立市民病院
神奈川県	横浜市金沢区	金沢文庫アイクリニック
神奈川県	横浜市港北区	横浜労災病院
神奈川県	横浜市中区	山根アイクリニック馬車道
神奈川県	横浜市中区	イセザキ眼科医院
神奈川県	横浜市西区	深作眼科 横浜院
神奈川県	川崎市川崎区	総合新川橋病院
神奈川県	川崎市幸区	菊地眼科クリニック
神奈川県	川崎市宮前区	聖マリアンナ医科大学病院
神奈川県	相模原市南区	北里大学病院
神奈川県	平塚市	もりた眼科クリニック
神奈川県	平塚市	平塚共済病院
神奈川県	藤沢市	善行すずき眼科
神奈川県	藤沢市	湘南藤沢徳洲会病院
神奈川県	三浦市	桜井眼科医院
神奈川県	横須賀市	横須賀共済病院
神奈川県	横須賀市	しのはら眼科

※1 集計期間2021/11/1-2022/10/31　※2 集計期間2021/12/1-2022/11/30

北陸・甲信越

白内障手術症例数			網膜硝子体手術症例数				緑内障手術症例数			眼瞼下垂症手術症例数
水晶体再建術			網膜硝子体手術		レーザー治療他		緑内障手術		レーザー治療他	眼瞼下垂症手術
	保険診療	自由診療・選定療養		うち白内障同時手術		硝子体内注射		うち白内障同時手術		
617	617	0	55	39	226	165	2	2	1	2
343	343	0	13	6	298	224	1	0	0	0
171	168	3	30	25	89	60	0	0	52	6
573	573	0	110	73	777	722	20	11	36	9
433	406	27	59	42	132	90	19	2	9	9
742	742	0	186	181	271	184	19	16	15	0
1123	1122	1	569	342	1730	1580	205	72	51	73
1662	1612	50	484	341	1711	1310	183	56	2	79
424	424	0	25	15	750	356	0	0	1	0
630	628	2	17	11	228	197	6	0	0	11
1946	1910	36	215	148	412	270	2	2	5	0
1664	1479	185	61	32	209	56	1	0	0	33
1813	1779	34	370	228	1341	1155	160	24	2	111
425	425	0	427	230	約2415	約2000	415	約200	約80	約20
581	574	7	0	0	141	0	0	0	11	94
261	261	0	0	0	45	25	0	0	2	0
289	289	0	0	0	107	93	0	0	4	0
322	266	56	-	-	29	18	-	-	-	2

東海

580	580	0	159	99	1534	1358	1	1	21	86
323	323	0	-	-	50～60	30～40	-	-	-	-
957	922	35	-	-	239	119	-	-	12	47
69	69	0	6	5	-	-	-	-	-	4

都道府県別症例実績

都道府県	市区町村	医療機関名（施設名）
新潟県	新潟市中央区	笹出線近江眼科近江皮膚科
新潟県	新潟市中央区	根本眼科耳鼻科
新潟県	上越市	上越北陸アイクリニック
新潟県	上越市	上越総合病院
富山県	富山市	片山眼科医院
富山県	富山市	たち眼科富山駅前アイクリニック※
富山県	富山市	富山大学附属病院
富山県	射水市	真生会富山病院
富山県	黒部市	黒部市民病院
富山県	南砺市	森田眼科医院
石川県	金沢市	西村眼科クリニック
石川県	野々市市	若林眼科
福井県	福井市	福井赤十字病院
山梨県	中央市	山梨大学医学部附属病院
山梨県	中央市	玉穂眼科クリニック
長野県	飯田市	飯田病院
長野県	上田市	丸子中央病院
長野県	松本市	渋木眼科医院

※ 集計期間2021/7/7 - 2022/7/6

都道府県別症例実績

岐阜県	大垣市	大垣市民病院
岐阜県	郡上市	きとう眼科大和診療所
岐阜県	下呂市	村瀬眼科クリニック
岐阜県	高山市	高山赤十字病院

白内障手術症例数			網膜硝子体手術症例数				緑内障手術症例数			眼瞼下垂症手術症例数
水晶体再建術			網膜硝子体手術		レーザー治療他		緑内障手術		レーザー治療他	眼瞼下垂症手術
	保険診療	自由診療・選定療養		うち白内障同時手術		硝子体内注射		うち白内障同時手術		
1041	1023	18	101	49	435	328	26	3	30	13
326	326	0	0	0	88	36	10	10	0	75
422	422	0	102	-	597	538	25	-	7	0
1328	1317	11	205	132	1066	959	46	17	5	43
697	636	61	22	-	-	-	-	-	-	-
759	713	46	42	-	305	260	0	0	0	0
234	234	0	0	0	17	0	0	0	0	9
264	264	0	21	8	159	132	16	4	0	0
4634	4619	15	1024	560	2472	2080	577	265	11	160
1377	1376	1	409	242	827	616	67	28	2	17※
825	825	0	548	263	6494	6238	118	46	32	27
137	137	0	-	-	86	0	-	-	-	-
4949	4790	159	1076	592	4750	4154	448	163	177	218
2181	2174	7	155	94	939	790	369	160	6	29
430	430	0	95	30	812	535	51	44	13	68
493	464	29	0	0	182	107	0	0	12	15
241	125	116	15	12	113	96	11	4	-	48
579	545	34	58	52	295	246	51	50	0	39
1321	1311	10	619	249	2140	1909	357	99	35	112
929	929	0	222	132	516	394	43	14	38	22
1528	1492	36	341	152	1107	1089	104	30	0	47
276	271	5	25	17	269	235	14	11	0	7
449	441	8	21	0	133	66	24	0	-	60
769	769	0	54	35	371	255	0	0	11	10
379	379	0	63	44	73	30	41	25	0	3

※ 眼瞼下垂症手術は形成外科で実施。手術件数は形成外科の数字。

都道府県別症例実績

都道府県	市区町村	医療機関名（施設名）
岐阜県	多治見市	倉知眼科
岐阜県	羽島郡岐南町	岐南眼科
静岡県	静岡市駿河区	静岡済生会総合病院
静岡県	浜松市北区	総合病院聖隷三方原病院
静岡県	熱海市	しんかい眼科クリニック
静岡県	沼津市	小野眼科クリニック
静岡県	袋井市	やまなしクリニック
静岡県	駿東郡清水町	NHO 静岡医療センター
愛知県	名古屋市北区	眼科三宅病院
愛知県	名古屋市北区	総合上飯田第一病院
愛知県	名古屋市昭和区	名古屋大学医学部附属病院
愛知県	名古屋市千種区	山本眼科
愛知県	名古屋市中区	眼科杉田病院
愛知県	名古屋市中区	安間眼科
愛知県	名古屋市中区	NHO 名古屋医療センター
愛知県	名古屋市中村区	ふくたクリニック整形外科眼科
愛知県	名古屋市中村区	セントラルアイクリニック
愛知県	名古屋市緑区	にしはら眼科クリニック
愛知県	名古屋市南区	JCHO 中京病院
愛知県	一宮市	一宮西病院
愛知県	一宮市	大雄会第一病院
愛知県	蒲郡市	蒲郡市民病院
愛知県	小牧市	いわた眼科クリニック
愛知県	瀬戸市	公立陶生病院
愛知県	知多市	知多小嶋記念病院

東海

白内障手術症例数			網膜硝子体手術症例数				緑内障手術症例数			眼瞼下垂症手術症例数
	水晶体再建術		網膜硝子体手術		レーザー治療他		緑内障手術		レーザー治療他	眼瞼下垂症手術
	保険診療	自由診療・選定療養		うち白内障同時手術		硝子体内注射		うち白内障同時手術		
360	360	0	0	0	370	330	3	0	3	0
412	412	0	21	17	100	76	14	8	3	0
806	796	10	308	202	2726	2537	200	60	33	17
910	910	0	206	110	1478	1326	48	13	1	3
431	431	0	75	60	321	285	13	7	0	10

近畿

841	841	0	344	222	2705	2611	151	80	8	0
1259	1007	252	36	19	214	175	3	26	1	218
770	754	16	102	72	533	451	24	20	4	65
1449	1403	46	311	217	995	830	55	33	40	229
751	738	13	82	55	211	147	0	0	0	26
936	936	0	106	53	231	0	55	41	3	3
375	365	10	20	14	218	200	4	3	2	22
1025	1025	0	94	55	701	618	33	18	18	53
616	616	0	204	166	453	276	2	2	21	0
884	882	2	0	0	360	271	25	23	0	100
1933	1881	52	379	190	800	728	75	51	6	152
965	957	8	409	273	2554	2204	77	36	29	12
291	282	9	8	4	40	15	8	8	16	0
140	120	20	38	-	80	20	30	20	60	10
2127	2127	0	458	-	1446	1236	125	-	7	94
414	376	38	1	1	132	96	0	0	5	1
2892	2794	98	1107	755	2096	1657	141	56	48	108

都道府県別症例実績

都道府県	市区町村	医療機関名（施設名）
愛知県	豊川市	豊川市民病院
愛知県	豊田市	あしかり眼科
三重県	津市	三重大学医学部附属病院
三重県	伊勢市	伊勢赤十字病院
三重県	桑名市	桑名市総合医療センター

都道府県別症例実績

滋賀県	大津市	滋賀医科大学医学部附属病院
滋賀県	大津市	森井眼科医院
滋賀県	栗東市	済生会滋賀県病院
滋賀県	東近江市	昴会アイセンター
滋賀県	守山市	小森眼科クリニック
滋賀県	守山市	滋賀県立総合病院
京都府	京都市北区	京都博愛会病院
京都府	京都市中京区	京都市立病院
京都府	京都市伏見区	NHO京都医療センター
京都府	京都市伏見区	おおつき眼科※
京都府	京都市山科区	洛和会音羽病院
大阪府	大阪市阿倍野区	大阪公立大学医学部附属病院
大阪府	大阪市阿倍野区	吉田眼科医院
大阪府	大阪市北区	先進会眼科大阪
大阪府	大阪市天王寺区	大阪赤十字病院
大阪府	大阪市西区	日本生命病院
大阪府	大阪市西区	多根記念眼科病院

※ 集計期間2021/8-2022/12

白内障手術症例数			網膜硝子体手術症例数				緑内障手術症例数			眼瞼下垂症手術症例数
水晶体再建術			網膜硝子体手術		レーザー治療他		緑内障手術		レーザー治療他	眼瞼下垂症手術
	保険診療	自由診療・選定療養		うち白内障同時手術		硝子体内注射		うち白内障同時手術		
923	917	6	0	0	193	162	0	0	0	0
360	347	13	13	9	219	152	6	6	17	27
720	700	20	55	40	380	200	10	-	30	150
235	235	0	0	0	0	0	818	360	379	0
481	410	71	0	0	184	136	63	0	21	142
2613	2558	55	643	335	2006	1774	267	101	11	95
384	322	62	0	0	64	33	-	-	2	7
525	503	22	49	26	255	135	1	1	10	39
2210	2165	45	865	506	6364	5675	426	84	170	117
872	838	34	98	16	149	95	26	17	2	8
456	456	0	29	21	436	233	30	29	5	13
1239	1211	28	498	325	2750	2477	248	101	48	16
437	407	30	0	0	154	75	26	0	35	29
2124	2035	89	551	179	303	0	329	112	20	0
1407	1407	0	105	78	384	312	35	9	4	7
624	309	315	13	8	128	123	1	15	4	0
367	341	26	19	12	341	287	21	15	2	6
607	607	0	25	55	277	222	8	8	0	-※
267	258	9	-	-	9	0	-	-	1	5
300	300	0	25	18	90	70	28	26	0	0
520	500	20	32	20	100	80	0	0	23	55
728	608	120	38	31	458	420	23	23	9	46
252	250	2	17	14	326	286	5	3	3	35
668	465	203	101	64	-	-	27	16	-	30
4308	3877	431	983	485	1804	1490	617	175	24	366

※ 眼瞼下垂症手術は形成外科で実施。眼科では行っていません。

都道府県別症例実績

都道府県	市区町村	医療機関名（施設名）
大阪府	大阪市東住吉区	フジモト眼科
大阪府	大阪市東淀川区	はりの眼科
大阪府	大阪市平野区	眼科高橋クリニック
大阪府	大阪市福島区	福島アイクリニック
大阪府	茨木市	本田眼科クリニック
大阪府	大阪狭山市	近畿大学病院
大阪府	吹田市	まつもと眼科
大阪府	吹田市	たかやま眼科
大阪府	吹田市	大阪大学医学部附属病院
大阪府	寝屋川市	関西医科大学香里病院
大阪府	東大阪市	石切生喜病院
大阪府	守口市	関西医科大学総合医療センター
兵庫県	神戸市垂水区	おじま眼科クリニック
兵庫県	神戸市中央区	神戸市立神戸アイセンター病院
兵庫県	神戸市長田区	新長田眼科病院
兵庫県	神戸市東灘区	松原眼科クリニック
兵庫県	明石市	明石市立市民病院
兵庫県	尼崎市	JOHAS 関西労災病院
兵庫県	加西市	いまだ眼科
兵庫県	加東市	たきの眼科クリニック
兵庫県	川西市	川西まつもと眼科
兵庫県	川西市	さいとう眼科
兵庫県	宝塚市	宝塚第一病院
兵庫県	西宮市	和田眼科
兵庫県	姫路市	ツカザキ病院

近畿

白内障手術症例数			網膜硝子体手術症例数				緑内障手術症例数			眼瞼下垂症手術症例数
水晶体再建術			網膜硝子体手術		レーザー治療他		緑内障手術		レーザー治療他	眼瞼下垂症手術
	保険診療	自由診療・選定療養		うち白内障同時手術		硝子体内注射		うち白内障同時手術		
356	356	0	0	0	281	133	0	0	32	0
581	571	10	25	17	250	138	0	0	0	0
117	117	0	-	-	77	63	-	-	-	6
1687	1662	25	366	206	1958	1455	653	388	84	171
788	788	0	89	54	764	595	3	0	9	0
163	163	0	0	0	229	145	-	-	2	1
1333	968	365	139	59	502	435	16	1	40	0
92	92	0	0	0	94	94	0	0	0	0
781	778	3	0	0	145	123	48	46	13	5

中国・四国

560	555	5	58	40	161	117	25	18	0	-
1829	1823	6	607	292	1412	1269	666	280	33	41
872	837	35	170	114	305	233	84	78	9	20
252	248	4	2	2	0	-	-	-	13	10
2461	2002	459	410	171	229	177	115	62	11	857
222	222	0	2	0	19	-	242	206	87	43
196	196	0	0	0	17	0	87	87	53	0
483	450	33	37	15	91	35	0	0	5	34
2699	2690	9	743	509	4061	3059	277	162	20	7
329	278	51	0	0	77	36	-	-	-	-
157	157	0	0	0	10	0	0	0	4	-
413	413	0	87	0	75	-	29	-	9	0
627	623	4	631	471	721	455	143	101	4	0

都道府県別症例実績

都道府県	市区町村	医療機関名（施設名）
兵庫県	姫路市	駅ビル眼科フクナガ
兵庫県	三木市	三木山陽病院
兵庫県	佐用郡佐用町	佐用共立病院
奈良県	奈良市	永田眼科
奈良県	生駒市	近畿大学奈良病院
和歌山県	和歌山市	藤田眼科
和歌山県	岩出市	おおたに眼科
和歌山県	紀の川市	名手病院
和歌山県	新宮市	さとう眼科

都道府県別症例実績

島根県	松江市	清水眼科
島根県	出雲市	島根大学医学部附属病院
島根県	大田市	ふじわら眼科クリニック
島根県	安来市	白根医院・眼科
岡山県	岡山市北区	高畠西眼科
岡山県	岡山市北区	グレース眼科クリニック
岡山県	岡山市南区	わたなべ眼科クリニック
岡山県	倉敷市	やまもと眼科
岡山県	倉敷市	倉敷成人病センター
広島県	広島市安芸区	こいけ眼科
広島県	広島市安佐北区	竹田眼科医院
広島県	広島市安佐北区	広島市立安佐市民病院
広島県	広島市中区	レチナクリニック横山眼科

中国・四国

白内障手術症例数			網膜硝子体手術症例数				緑内障手術症例数			眼瞼下垂症手術症例数
水晶体再建術			網膜硝子体手術		レーザー治療他		緑内障手術		レーザー治療他	眼瞼下垂症手術
	保険診療	自由診療・選定療養		うち白内障同時手術		硝子体内注射		うち白内障同時手術		
1165	1163	2	536	271	1881	1690	653	128	115	49
647	619	28	34	32	287	242	79	78	12	0
609	609	0	88	60	638	604	43	28	1	5
259	259	0	0	0	194	119	77	92	19	0
903	903	0	236	38	1824	1693	214	139	14	66
433	411	22	115	95	190	130	0	0	6	0
2464	2252	212	540	337	1118	923	34	31	38	77
947	889	58	117	102	746	528	2	2	7	0
564	544	20	133	100	167	102	0	0	0	0
159	159	0	0	0	266	147	0	0	6	0
842	836	6	75	69	96	61	-	-	-	-
1456	1456	0	339	181	1948	1797	149	74	1	12
639	614	25	105	76	226	195	1	0	2	0
849	849	0	330	221	1045	827	41	20	3	2
1432	1432	0	249	206	691	604	161	55	14	16

九州・沖縄

694	694	0	279	138	1449	1335	83	0	25	17
75	75	0	5	4	54	37	-	-	-	2
3281	3261	20	784	569	1465	963	148	76	37	146
5766	153	5613	1183	811	2839	2287	233	72	3	172
927	927	0	503	0	164	0	323	127	14	87
970	970	0	302	179	1592	1441	138	49	9	41
436	425	11	63	23	152	-	12	0	0	79

都道府県別症例実績

都道府県	市区町村	医療機関名（施設名）
広島県	広島市南区	広島大学病院
広島県	尾道市	こばやし眼科
広島県	三次市	市立三次中央病院
広島県	廿日市市	JA 広島総合病院
山口県	宇部市	山口大学医学部附属病院
山口県	周南市	さくらだ眼科
徳島県	徳島市	藤田眼科
徳島県	阿南市	はのうら眼科
香川県	高松市	高松e眼科
香川県	高松市	香川県立中央病院
香川県	さぬき市	ふじた眼科
香川県	三豊市	白井病院
愛媛県	松山市	やまにし眼科
愛媛県	松山市	松山赤十字病院
愛媛県	宇和島市	市立宇和島病院

都道府県別症例実績

福岡県	福岡市城南区	福岡大学病院
福岡県	福岡市中央区	福岡中央病院
福岡県	福岡市博多区	大島眼科病院
福岡県	福岡市博多区	林眼科病院
福岡県	福岡市東区	九州大学病院
福岡県	北九州市小倉北区	小倉記念病院
福岡県	北九州市八幡西区	荒川眼科医院

白内障手術症例数			網膜硝子体手術症例数				緑内障手術症例数			眼瞼下垂症手術症例数
水晶体再建術			網膜硝子体手術		レーザー治療他		緑内障手術		レーザー治療他	眼瞼下垂症手術
	保険診療	自由診療・選定療養		うち白内障同時手術		硝子体内注射		うち白内障同時手術		
1037	1037	0	318	48	1325	1117	140	19	22	17
595	595	0	111	16	648	518	45	24	9	0
116	116	0	14	0	106	75	0	0	0	13
278	278	0	0	0	60	24	-	-	-	5
478	478	0	0	0	140	100	50	40	20	10
300	300	0	0	0	70	50	30	0	7	0
1212	1198	14	59	58	294	192	75	62	16	279
0	0	0	0	0	0	-	-	-	-	-
125	125	0	20	9	84	53	2	1	-	7
50	50	0	0	0	9	0	3	3	0	0
198	198	0	2	0	113	95	0	0	53	3
357	355	2	12	4	395	382	8	2	0	13
306	306	0	182	126	1163	986	30	3	30	58
1030	887	143	0	0	28	6	10	10	6	0
876	876	0	450	200	1909	1791	276	145	112	0
607	607	0	44	29	195	179	0	0	2	10
801	801	0	475	0	1664	1479	223	83	21	4
2319	2294	25	376	240	1094	750	59	37	77	126
643	637	6	6	4	353	213	1	-	2	0
602	602	0	12	10	246	200	0	0	0	15
2955	2920	35	570	338	1669	1533	208	26	197	78
239	239	0	105	83	4	0	2	0	6	0
572	572	0	0	0	444	375	0	0	33	3
681	669	12	93	45	494	405	26	17	6	25
65	65	0	0	0	18	10	0	0	0	7
385	385	0	3	2	45	42	0	0	0	0

都道府県別症例実績

都道府県	市区町村	医療機関名（施設名）
福岡県	北九州市八幡西区	JCHO 九州病院
福岡県	飯塚市	飯塚病院
福岡県	大川市	高木病院
福岡県	大牟田市	向坂眼科医院
福岡県	小郡市	橋本眼科医院
福岡県	久留米市	しらお眼科クリニック
福岡県	筑後市	鶴丸眼科
福岡県	糟屋郡粕屋町	川原眼科
福岡県	糟屋郡新宮町	かわぞえ眼科クリニック
佐賀県	佐賀市	JCHO 佐賀中部病院
佐賀県	小城市	ひらまつ病院
佐賀県	杵島郡白石町	三根眼科医院
長崎県	佐世保市	佐世保市総合医療センター
熊本県	熊本市中央区	眼科こがクリニック
熊本県	熊本市中央区	熊本大学病院
大分県	杵築市	きつき眼科
大分県	由布市	大分大学医学部附属病院
宮崎県	宮崎市	宮崎中央眼科病院
宮崎県	宮崎市	出水眼科
宮崎県	宮崎市	星井眼科医院
宮崎県	都城市	宮田眼科病院
鹿児島県	鹿児島市	今村総合病院
鹿児島県	出水市	出水眼科
鹿児島県	霧島市	高倉眼科
沖縄県	那覇市	那覇市立病院
沖縄県	宜野湾市	早川眼科医院

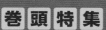

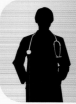

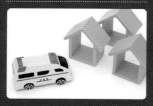

特別広告企画

地域を支える眼科医療機関

トップインタビュー

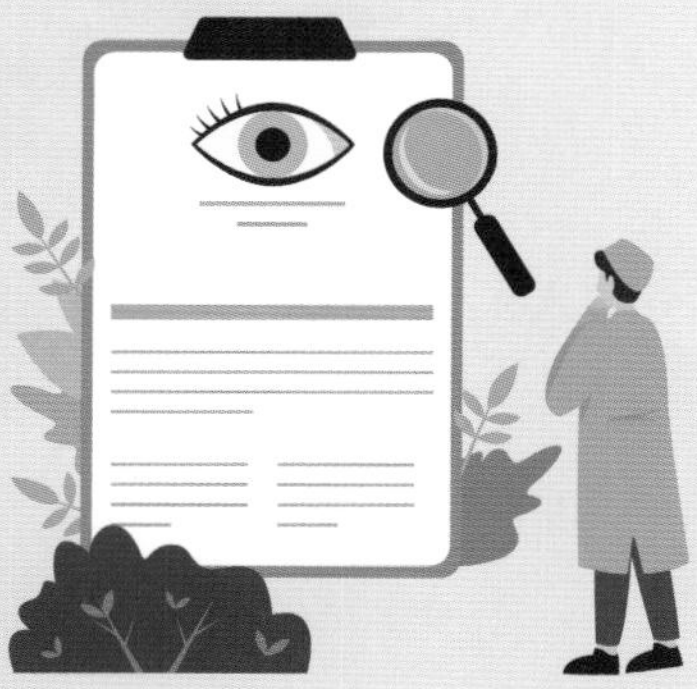

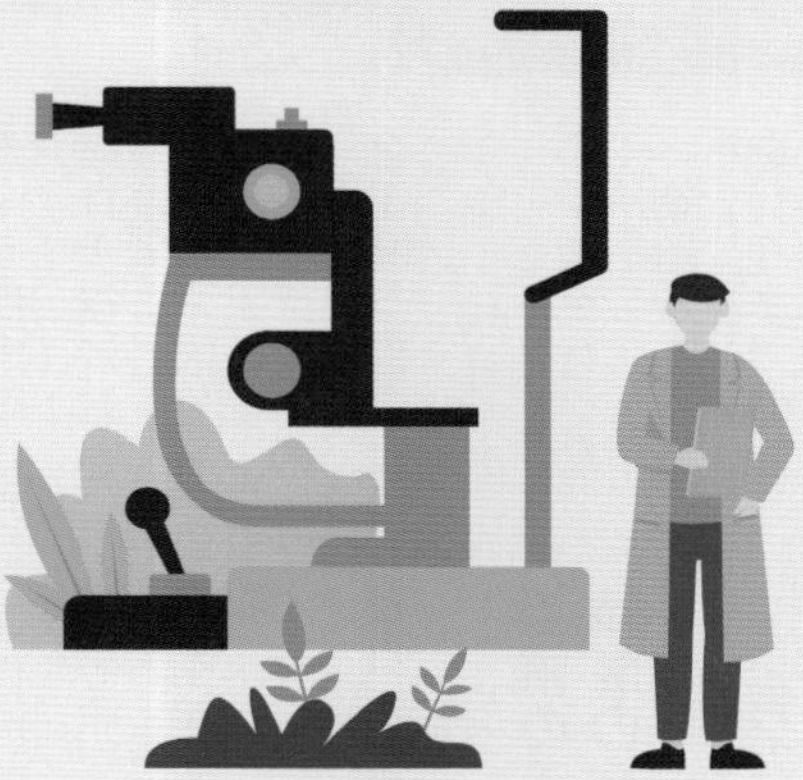

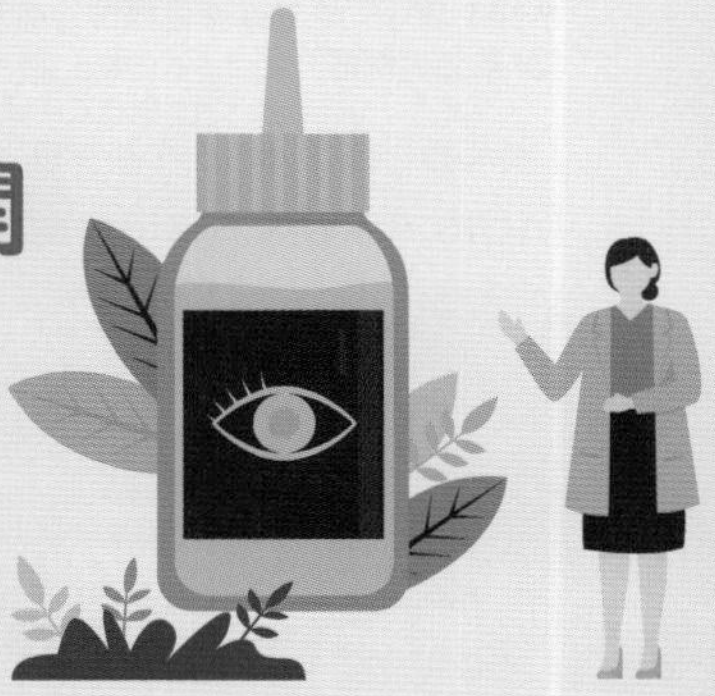

コロナ禍にもかかわらず
2000件を超える白内障手術

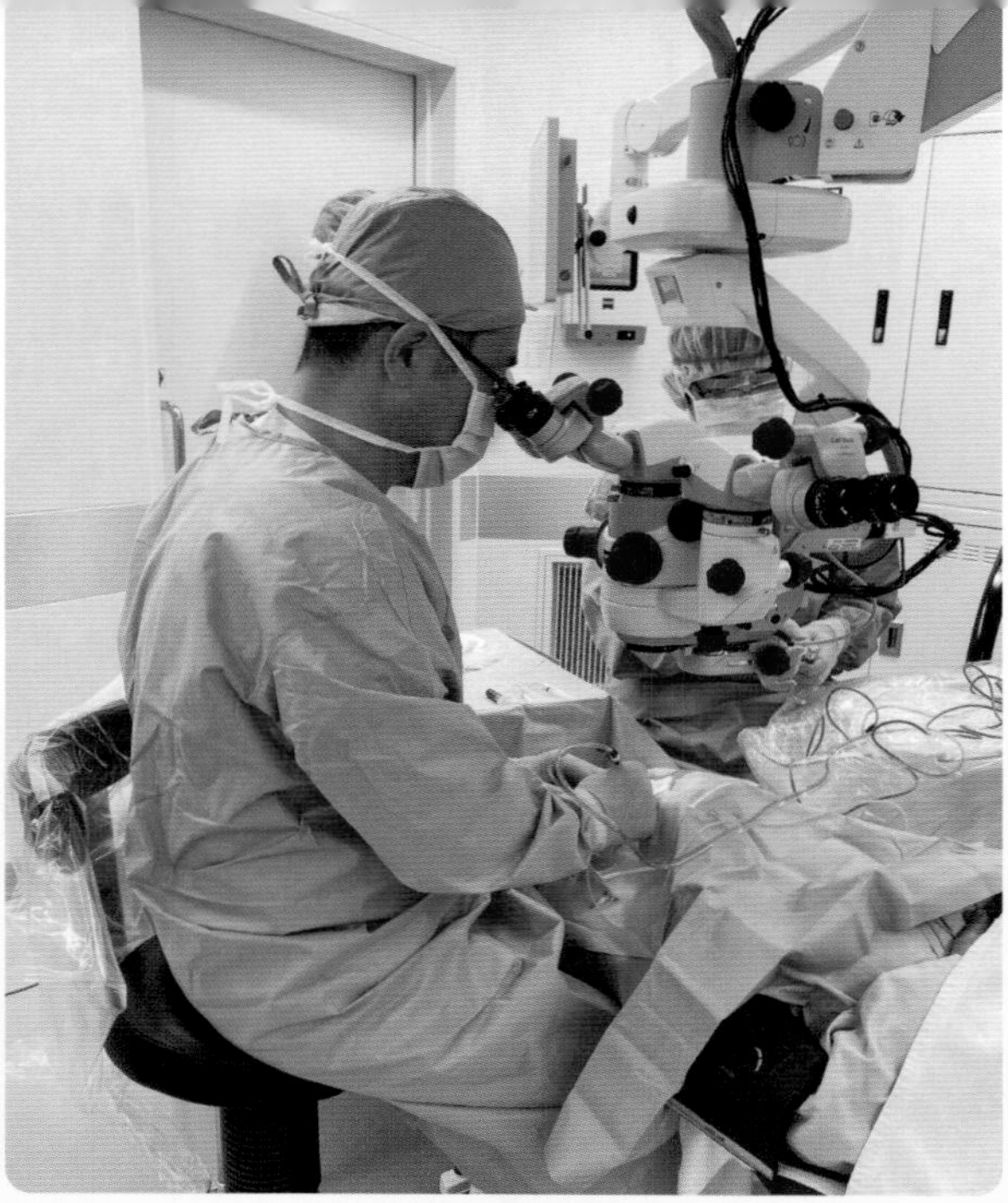

十分な準備期間と術後の手厚いフォロー

埼玉県春日部市の閑静な住宅街に立つ、さだまつ眼科クリニックは2002年の開院以来、大学病院クラスの医療を提供することをモットーとしている。そのため地域住民から厚い信頼を得て、口コミなどで広まり、県内はじめ関東圏内から多数の患者が訪れている。なかでも白内障は、コロナ禍においても、全国でもトップクラスの2195件（21年1～12月）もの手術を行った。

初診から手術を行うまでの間に精密な検査を実施し、検査スタッフと十分に手術計画を練り、患者が納得のいくまで説明をする。ただし、重篤な症状や緊急性が高いと判断した場合は、初診に訪れた、その日に手術を行うこともあるという。

手術後、3カ月間は目薬を処方し、定期的に状態をチェックする。その後は状況によって、半年から1年の期間で検診を行う。

「白内障の患者さんは高齢の方が多いので、白内障以外の眼病を発症する可能性もありますから、定期検診は重要ですね」と貞松良成理事長は語る。

手術の正確性が向上する精度の高い検査体制

手術の成否は医師の技術だけでなく、事前の検査精度のウエイトも非常に大きい。

「医師の技術がどんなに高く

さだまつ眼科クリニック

医療新聞DIGITALで
更に詳しい解説記事が見られます

〒344-0035 埼玉県春日部市谷原新田 2213-1　TEL.048-731-5040
【診察受付時間】月・火・水・金 9:00～12:30/15:00 ～18:00
木・土 9:00～12:30
【休　診　日】木、土午後・日・祝　※送迎バスあり
https://www.sadamatsu-eyeclinic.com

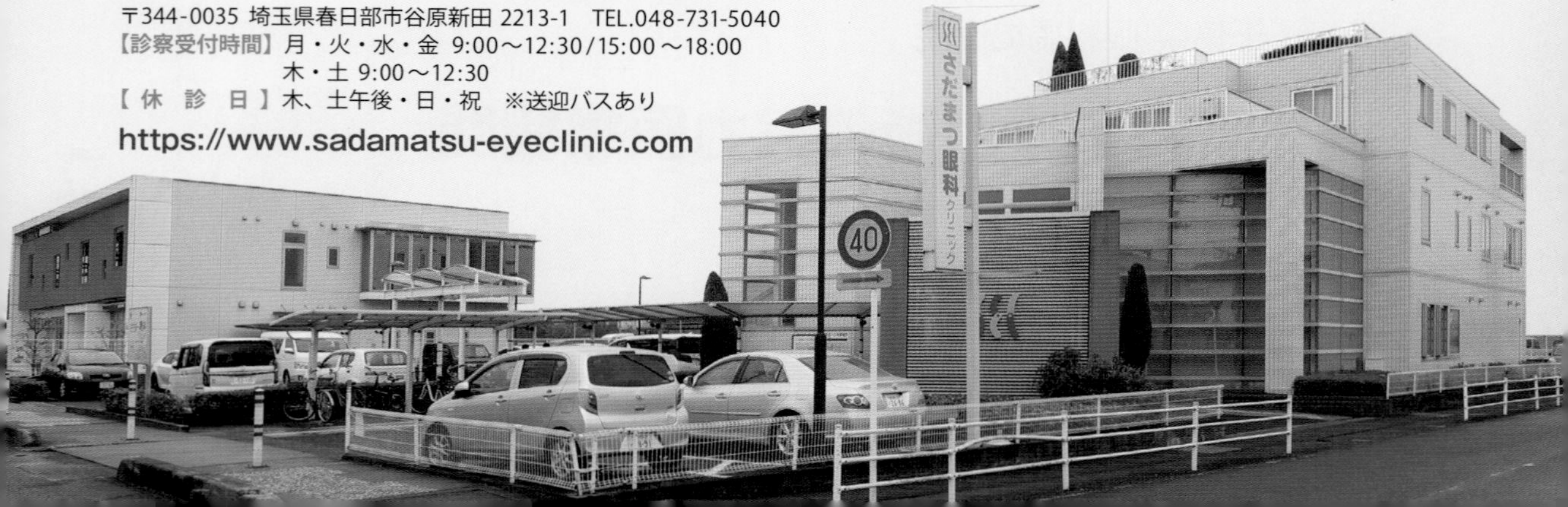

ても、検査データに狂いがあれば当然正しい手術は行えません。その点、当院の検査スタッフは、高いスキルを持っています。基本的な知識は私と同レベルのものを持つよう要求しています。そのくらいの能力がないと、データを基に意見を交換しながら手術方針を策定することができません。ですから検査スタッフには、積極的に学会などへも参加してもらいます。

また患者さんが術後にどのような見え方を希望しているか、検査スタッフが詳しく確認します。それだけでなく、患者さんの普段の生活スタイルまで聞き取ります。そこまで情報を集めなければ、患者さん一人ひとりが納得できる手術結果は得られないのです」と貞松理事長は力を込める。

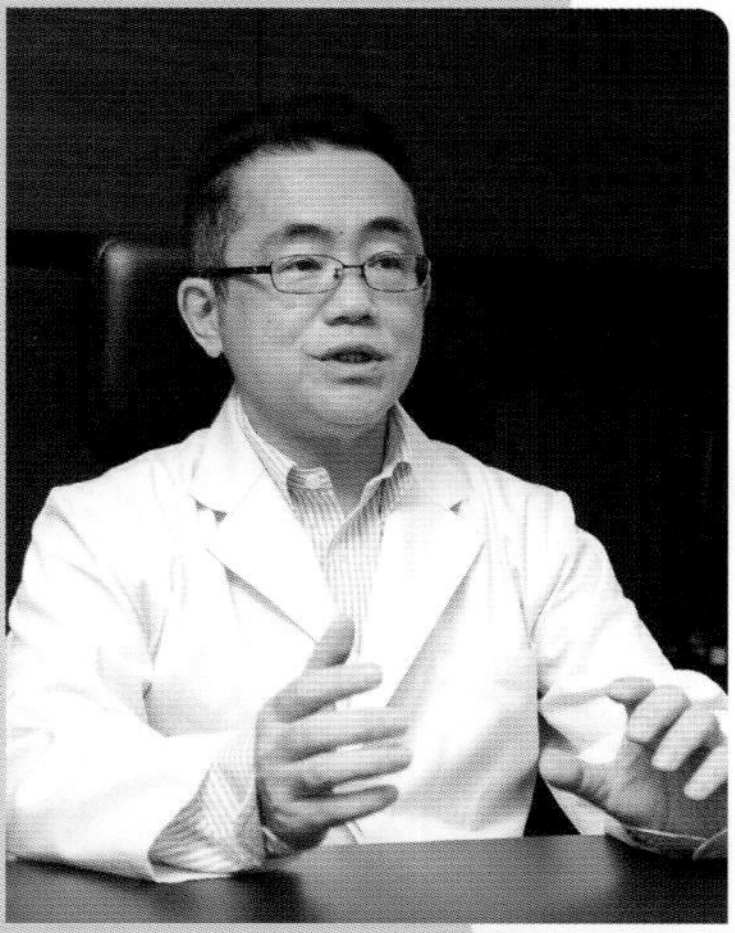

理事長・院長　**貞松 良成**

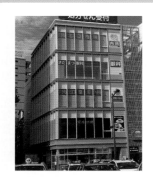

さだまつ・よしなり●1992 年順天堂大学医学部卒業、順天堂大学病院眼科入局。同大学助手、成田記念病院眼科部長などを経て、2002 年 6 月にさだまつ眼科院長、05 年 4 月に医療法人社団豊栄会理事長就任、21 年医療法人社団豊栄会巣鴨さだまつ眼科（執刀責任者兼務）。

高度な手技と最新機器の融合

手術手技と検査技能の向上に加えて、最新鋭の機器を積極的に導入し、さらなるレベルアップを図っている。

例えば超音波白内障手術機器は前房内圧センサーの高性能化によって従来機器より安定した手術が可能となった。また最新の手術顕微鏡と手術支援システムにより、顕微鏡内に創口の位置や乱視矯正レンズ用の軸を表示できるようになっている。

培った高い技術を惜しみなく若い世代へ

同院には、貞松理事長のほか多くの若い医師が在籍している。そうした医師たちに理事長の技術を十分に伝えたいと考えている。「技術がしっかりと次の世代に受け継がれていけば、それは世の中にとっても財産となりますよね。ですから今後は一層人材育成に取り組んでいきたいと考えています」と貞松理事長は穏やかに語った。

なおコンパクトながら春日部本院と同等の治療・手術が受けられる「巣鴨さだまつ眼科」を、2021年11月にJR巣鴨駅前に開院。貞松理事長も木曜日の15時から手術、金曜日の午前に外来を担当している。

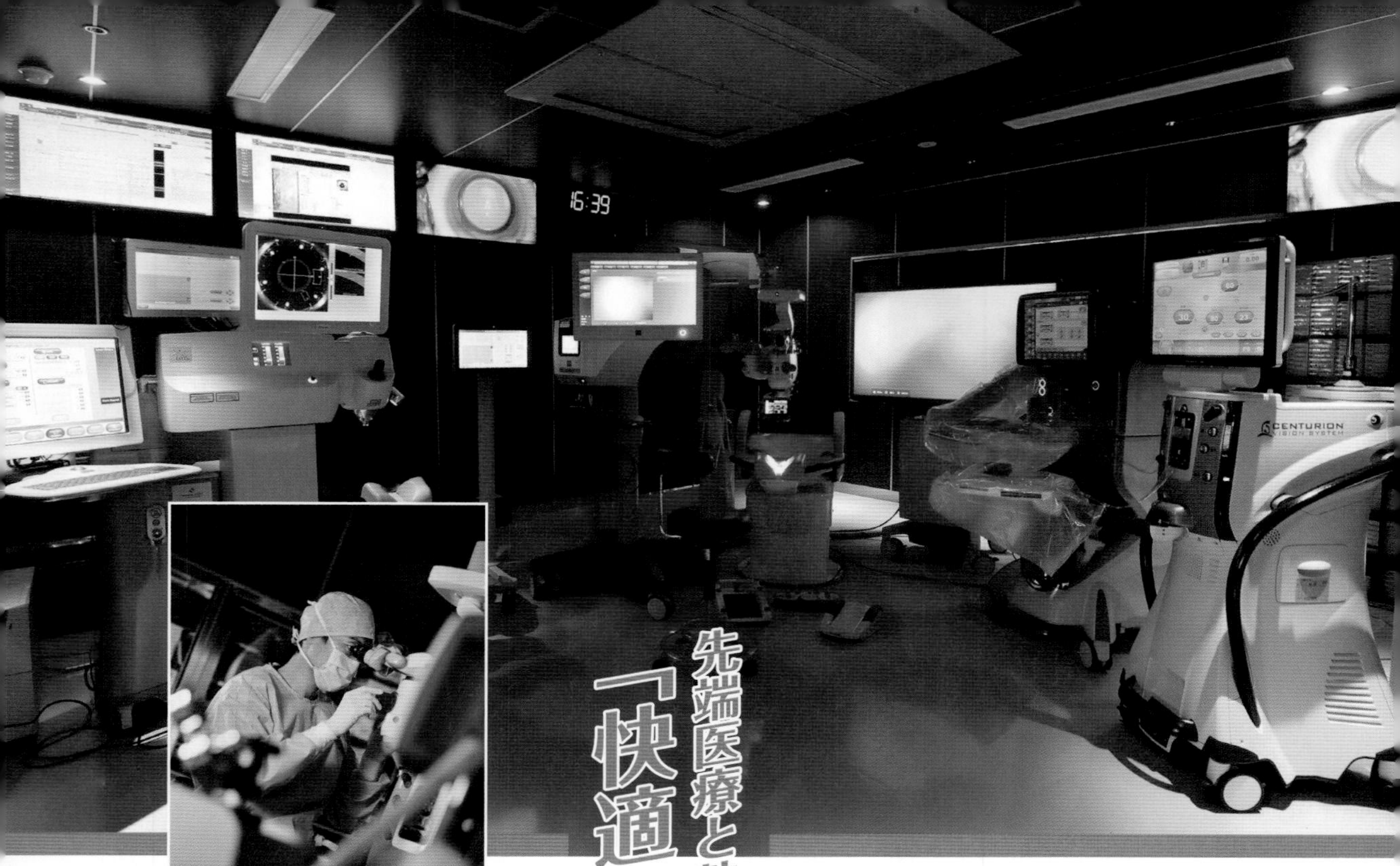

先端医療と熟練の技術を融合し、「快適に見える」を追求

中原眼科

豊富な経験を武器に 東京・町田に開院

2021年5月、小田急線町田駅徒歩2分というアクセス至便な場所に中原眼科は開院した。網膜硝子体や緑内障、近視矯正手術に対応しており、難易度の高い白内障であっても、豊富な手術経験による抜群の医療技術と最新の医療機器で治療していく。「町田・相模原エリアをはじめ、エリア外の医療機関から患者さんを紹介されるケースも多いです。みなさまの期待に応えられるよう誠意を込めて診療しています」と中原将光院長は話す。

診察から治療までを中原院長が担当する。患者のQOV(Quality of Vison: 視覚の質)向上のため、術前診断からレンズ選び、手術、術後のケアまで丁寧に寄り添う。開院から1年間の手術数は3444件(うち白内障2117件)※1に達した。

白内障用のレンズは、保険適用の単焦点眼内レンズとともに、多焦点眼内レンズ※2も約15種類と豊富に揃える。「見え方」や「どの距離に焦点を合わせたいか」などをヒアリングし、目的に沿ったレンズを提案。「それぞれの特徴を詳しく解説しますので、多くの選択肢から納得のいくレンズを選んでいただきたい」と思いを語る。遠くも近くも見たいなら、多焦点眼内レンズを薦める。高い精度を要する多焦点眼内レンズ手術には、

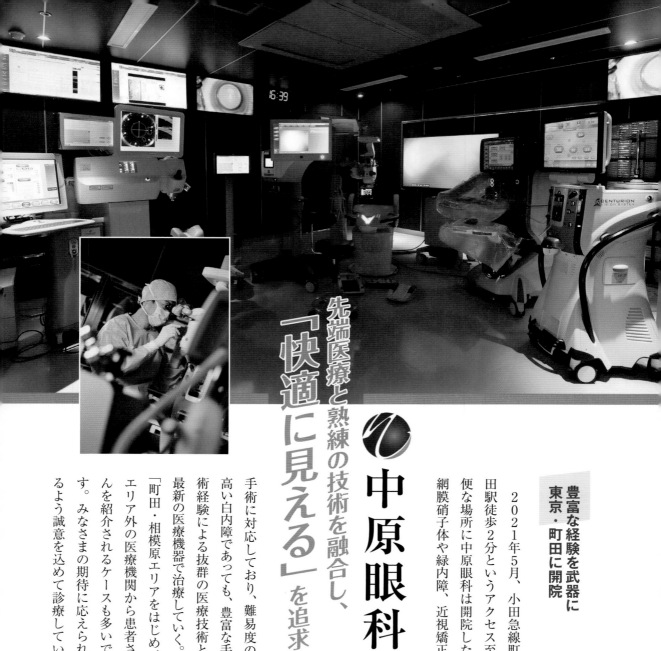

日本では対応施設が限られるレーザー白内障手術※3が有効だ。万が一、眼内レンズが合わない場合、眼内レンズの交換に対応しているのも心強い。

手術は患者がまぶしくないように低光量下で実施。点眼麻酔に加え、鎮静・鎮痛作用のある笑気麻酔も備え、リラックスできる環境を用意する。白内障の手術は片眼約3〜4分と、ごく短時間で施術するため、患者のストレスも軽減される。

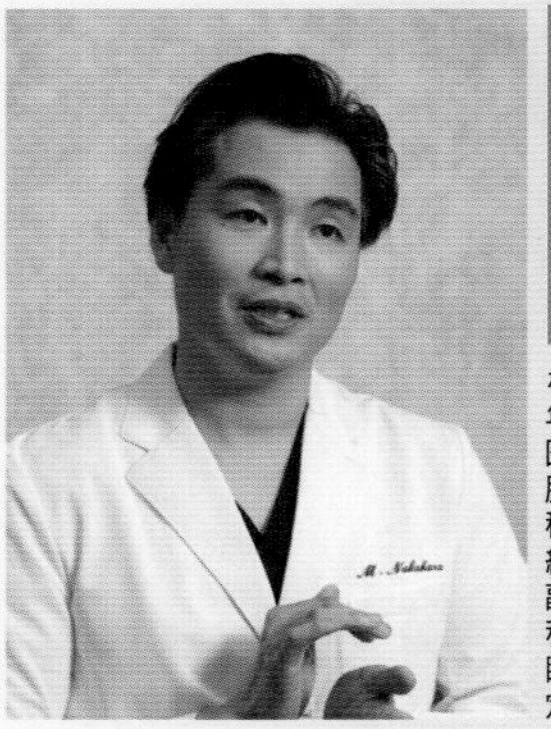

院長
中原 将光

なかはら・まさみつ●2003年、浜松医科大学卒業。東京医科歯科大学病院眼科の網膜硝子体グループにて研修を積む。横浜市立大学附属市民総合医療センター、深作眼科副院長、フリーランス眼科・外科医を経て、2021年5月中原眼科を開院。日本眼科学会認定眼科専門医。

レーザー白内障テクノロジーと手作業の融合

白内障手術は切れ味の鋭いダイヤモンドメスを使った切開から始まる。水晶体を包む前嚢に円形の窓を作る手術（CCC）では、最新のフェムトセカンドレーザーを活用。難症例の成熟白内障の場合、膨張して破裂しやすい水晶体に対し、0・01ミリの精度で人間の手では不可能な、コンパスで描いたような正円を瞬時に描くことができる。最新の機械と高い技術による手作業を融合させ、より適切な手術を追求する。

「どんなに最新の機器を使用しても最後は人力による手作業技術に全てが左右されるので、手術経験数がとても重要です。40代となった現在、経験に基づいた高い技術でより冷静に、より安定感のある手術を提供できるようになりました」と中原院長は話す。

超音波で濁った水晶体を破砕する次世代型の白内障手術機械は眼内圧力を低く抑え、低侵襲に治療。ヘッズアップサージェリー（首を下げずに術野を確認できる大きな3Dモニター）内蔵の最新鋭デジタル顕微鏡によって、極小の破片すら見逃さずに吸い取り、きれいな状態で新しいレンズを挿入し、手術完了となる。

1人の医師が術後のケアまでワンストップで提供

術後、低炎症・早期回復を目指し、眼帯はせず防護眼鏡を装着して患者は帰宅、翌日には「見える」を実感できる。「見えづらくなっていた視界が回復し、喜ぶ患者さんの笑顔が私の原動力です。どんなに疲れていても、頼って来てくださる患者さんに応えたい。そのために手術道を極めていきます」と中原院長は熱い。

診察から治療、術後ケアまで院長がワンストップで行うため、臨機応変かつ迅速に対応できるのは大きなメリット。「患者ファースト」を信条とする中原眼科は目の悩みを解決するため、日々邁進する。

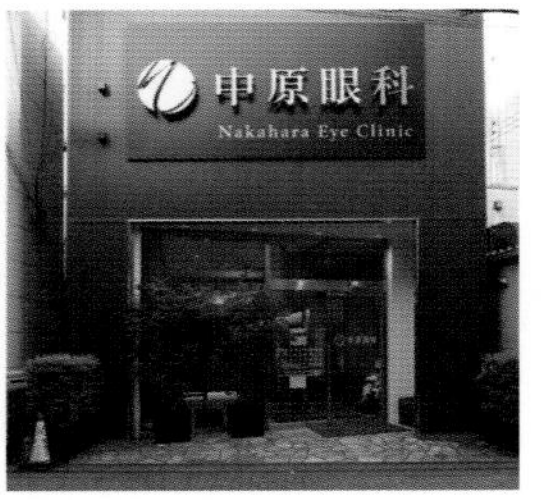

【診療時間】
月～土　9:00 ～ 12:00
午後は全日手術（土は緊急手術のみ対応）

【休診日】日・祝

〒194-0013
東京都町田市原町田６丁目 19－14
TEL.042-851-7171
https://www.nakaharaganka.com/

医療新聞DIGITALで更に詳しい病院情報が見られます。

※1　2021 年 5 月～ 2022 年 4 月
※2　保険適用外自由診療
多焦点眼内レンズ　乱視矯正なし
693,000 円（税込）～
※3　自由診療　レーザー白内障手術加算
200,000 円（税込）

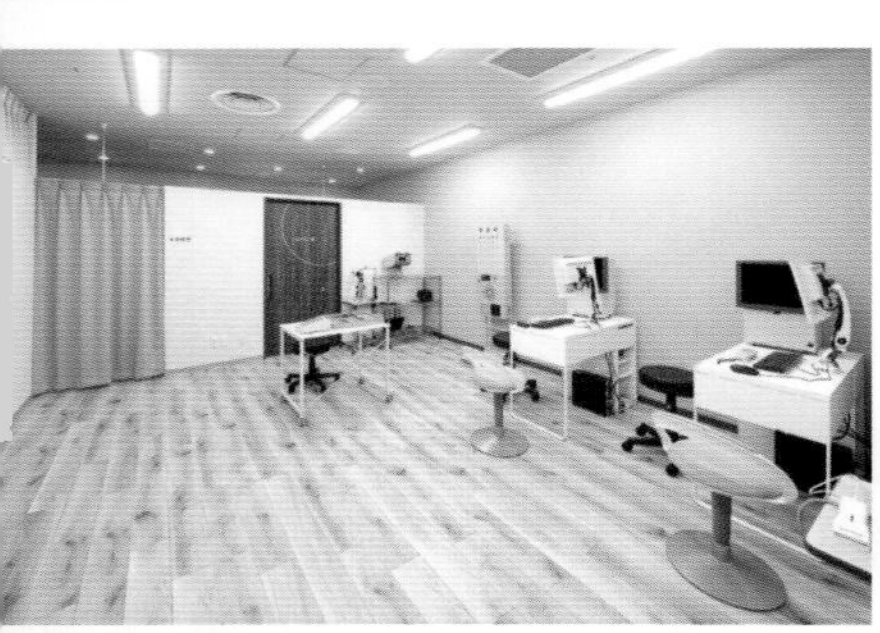

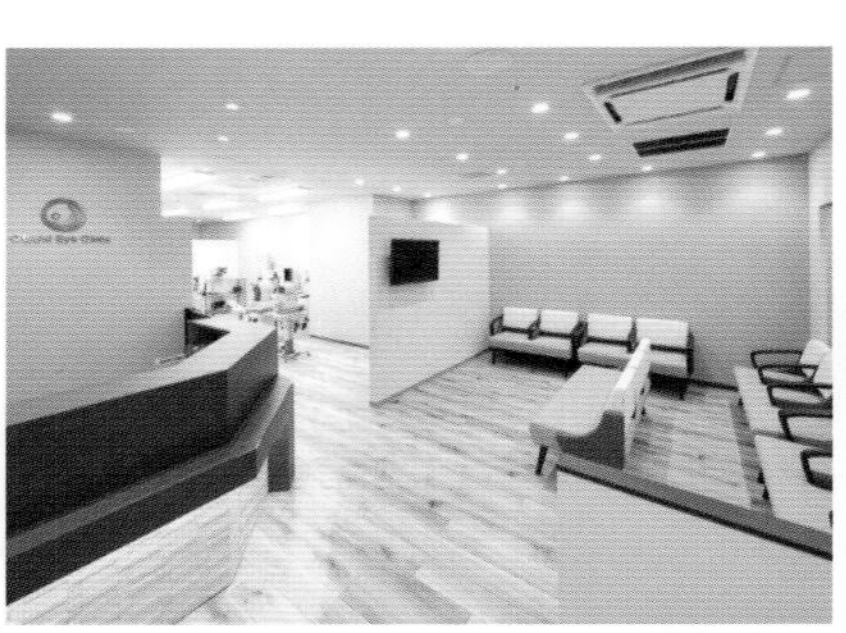

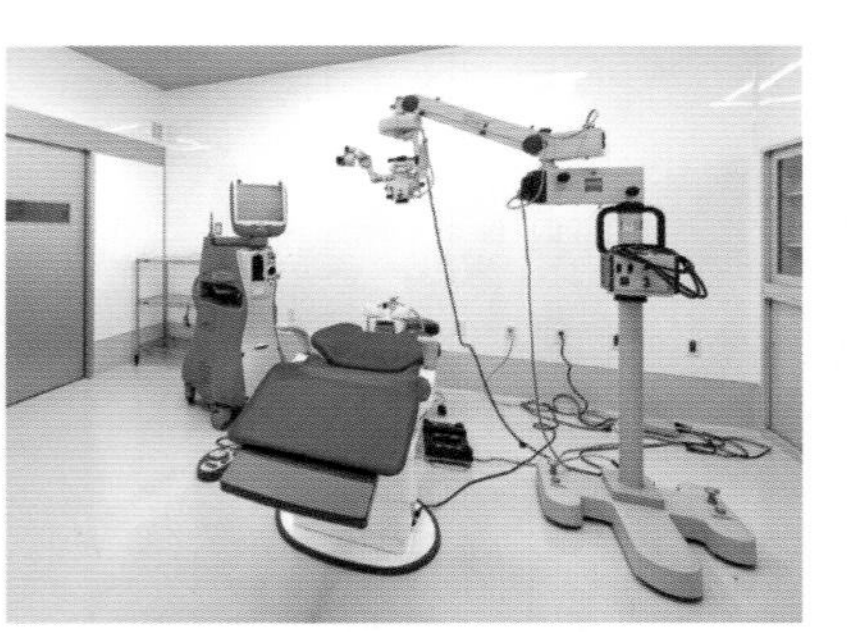

地域に根ざした患者に優しい眼科医療を提供

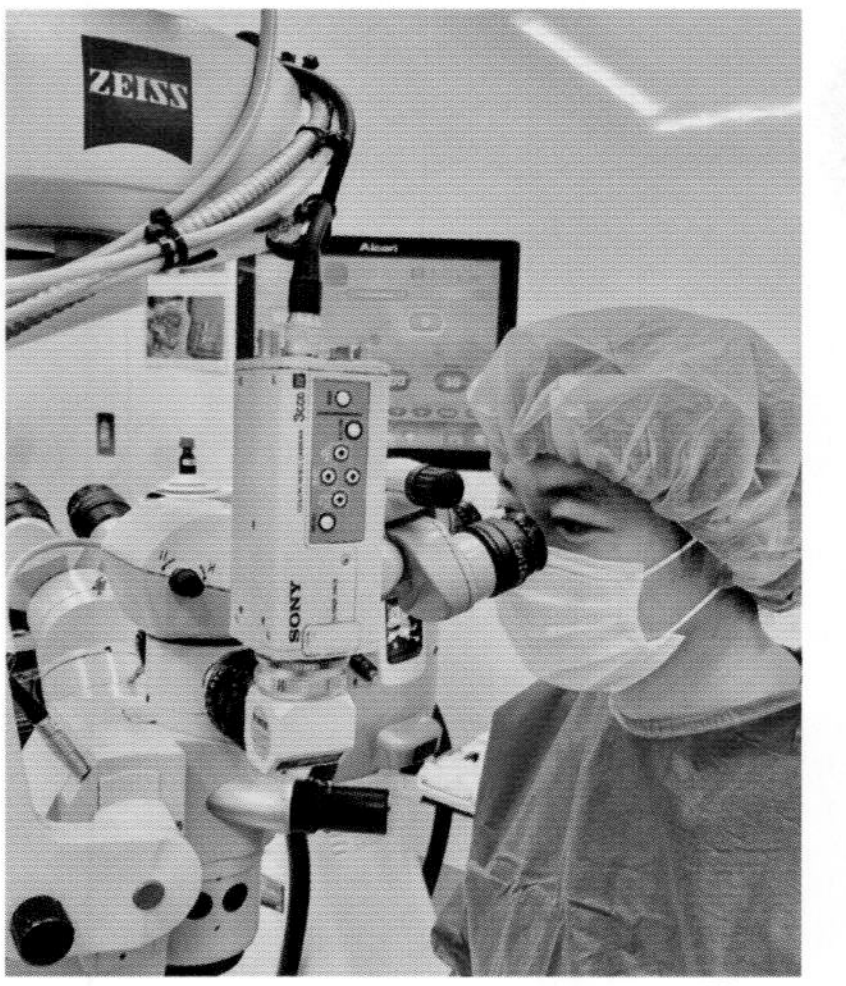

おおつき眼科

〒601-1375 京都市伏見区醍醐高畑町30-1-2-34　パセオダイゴロー西館1階
TEL.075-575-2730　https://otsuki-eye.jp/

診療時間	月	火	水	木	金	土	日
9:30〜12:30	○	○	○	△	○	○	—
15:00〜18:00	○	※	○	※	○	—	—

△ 第2・4週のみ診療（完全予約制）
※ 手術・検査（完全予約制）
【休診日】土午後・日・祝

医療新聞DIGITALで更に詳しい病院情報が見られます

院　長 **大槻 紘平**
日本眼科学会認定眼科専門医

患者に寄り添う 手術・治療で対応

京都市の地下鉄醍醐駅に直結し、地下駐車場もある、おおつき眼科は、地域に根ざした患者に優しい眼科医療を提供している。明るく清潔感にあふれ、好感の持てる院内だ。治療機器や検査機器は、性能だけでなく、使いやすさなど院長自らが吟味して最新のものを導入している。

特に白内障手術は、患者の目の状態を詳しく検査した上で、日常生活の様子をヒアリングすることから始める。その後、検査結果と患者の要望を考慮して、患者一人ひとりに適したオーダーメードの治療を行う。同院の手術は、白内障治療のスペシャリストである大槻紘平院長が全て執刀する。

手術後は、手術翌日、2〜3日後、その一週間後と患者が通院し、問題がなければ、1〜2カ月に一度の検査と徐々に診察間隔を開けながら、患者の経過を長期に渡って見守ってくれる。

同院で対応している疾患は、もちろん白内障にとどまらない。網膜硝子体疾患や緑内障など、幅広く治療を行っている。特に高齢者は白内障に網膜硝子体疾患や緑内障などを併発している場合が多いが、同院では蓄積された技術と経験でしっかり治療してくれる。

「目の病気は、患者さんの日常生活の質に大きくかかわるものです。ちょっとした不快感でも、少しでも気になることがあれば、お気軽に当院へお越しいただければと思います」と大槻院長は笑顔で語った。

自由診療　多焦点眼内レンズを用いた水晶体再建術　片眼44万円

荒川眼科医院

患者目線を大切にし
白内障手術で地域に貢献

患者に寄り添った白内障治療を実践

およそ四半世紀前に開院した荒川眼科医院。かつて銀行だった建物は歴史を感じさせる佇まいだ。荒川聡院長は3代目として2020年に同院を継承。患者との間に壁を作りたくないという思いから、白衣は着ず普段着で診療を行うこともある。「患者さんは70～80代の方が中心。診察中は相手の言葉をさえぎらないで傾聴することを心掛けています。こちらから治療について説明するときにも、医学用語ではない、わかりやすい言葉を選んでいます」と荒川院長。

同院の年間手術件数は618件(21年4月～22年3月)であり、そのうち483件を白内障手術が占め、網膜剥離や緑内障発作などの緊急性の高い疾患にも対応する。「術中は音楽をかけ、声掛けも行い、リラックスしていただけるよう配慮しています。白内障手術は5～10分程度で終わりますが、数%の割合で時間のかかる難症例の方もいらっしゃる。術前の評価をきちんと行い、患者さんに納得して手術を受けてもらえることを目指しています」(荒川院長)

全身麻酔や入院が必要な患者は同院から約10分の距離にある製鉄記念八幡病院に紹介し、荒川院長自ら手術を行う。

ホスピタリティ溢れる医院づくり

患者にとっての通いやすさを大事に考えて完全予約制を採用し、待ち時間が短縮された。22年夏からはサマータイムを導入。朝の涼しい時間帯に来院できるようになった。

駐車場のそばには早咲きの桜の木が植えられている。「桜の花が咲く時期に白内障の手術を受けられた患者さんのなかには、嬉しそうに桜をご覧になる方もいて、その姿に眼科医としてのやりがいを感じます」と荒川院長が語るように、患者を思う診断と治療が徹底されている。

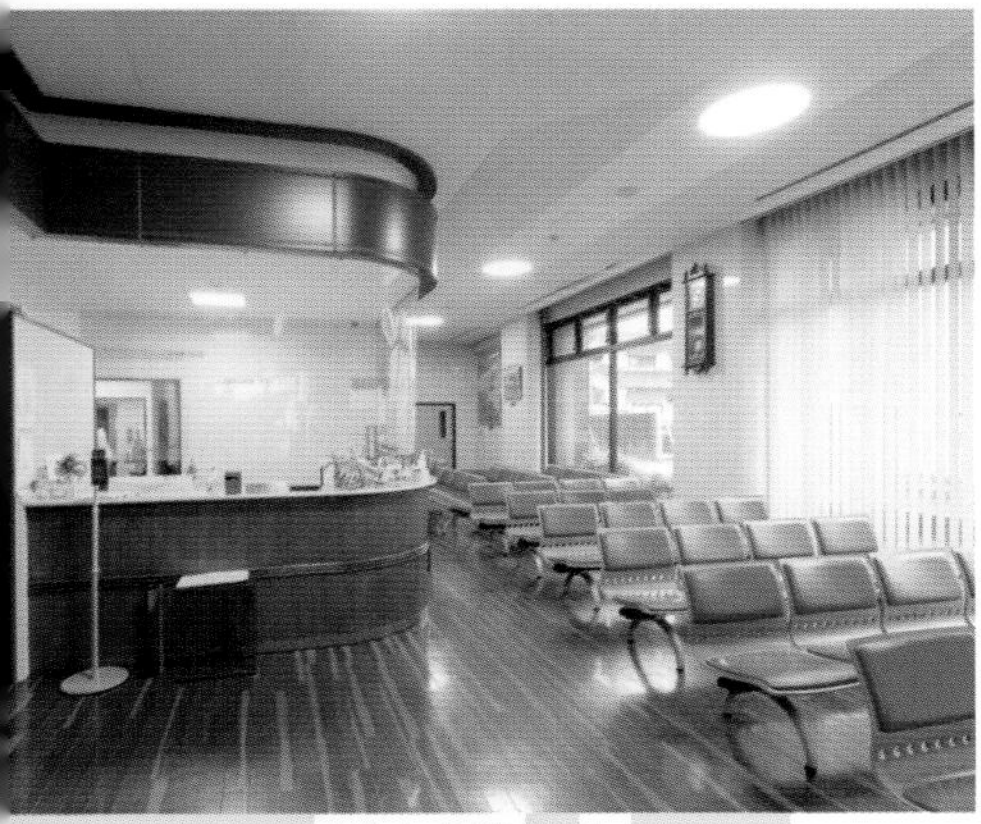

広々とした待合室

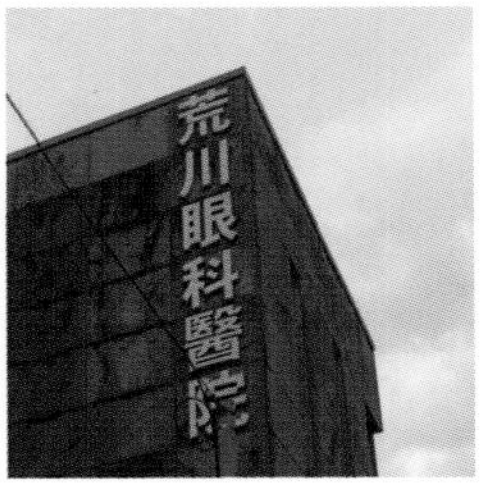

〒806-0033
福岡県北九州市八幡西区岡田町1-36
TEL.093-641-6333
※完全予約制

【診療時間】
月～土 9:00～12:30
月・水・金 14:30～17:30
【休診日】
日祝、お盆（8/13～8/15）、年末年始（12/28～1/3）

医療新聞DIGITALで更に詳しい病院情報が見られます。

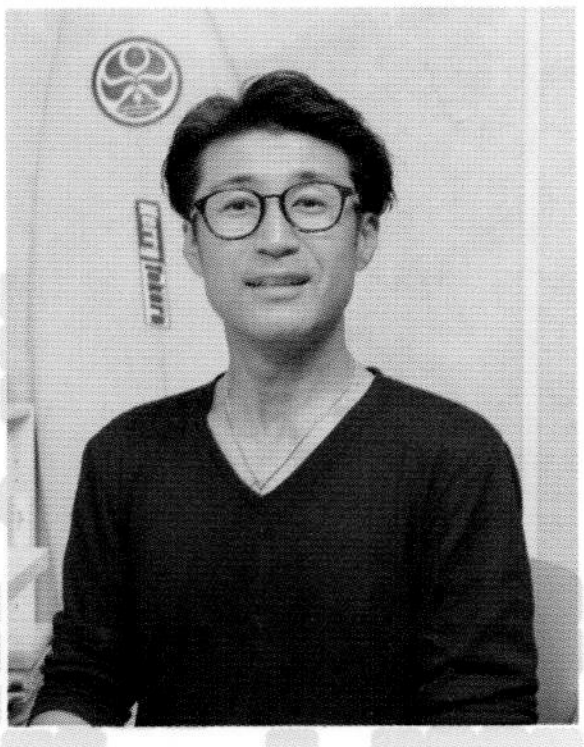

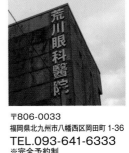

院長・医学博士
荒川　聡

あらかわ・さとし●2004年、帝京大学医学部卒業後、九州大学眼科入局。08年、九州大学大学院進学。10年より理化学研究所で加齢黄斑変性のゲノム解析を行い、11年、Nature Geneticsに論文掲載。九州大学病院、JCHO九州病院、製鉄記念八幡病院眼科部長などを経て、20年4月より現職。

※多焦点眼内レンズの場合の費用（片眼）保険診療費+選定療養費（自己負担約25万円）

白内障手術の実力医療機関

初期には自覚症状がほとんどない

白内障は水晶体が濁り、さまざま症状が現れる疾患です。40代から後期高齢者まで幅広い年代で見られます。ボクシングのパンチや野球の球が目に当たるなど、目に対する物理的衝撃が原因の白内障は若年層でも発症します。

水晶体は外から入る光を屈折させ、網膜に像を写します。いわば、カメラのレンズの役割で、物を見るために非常に重要な組織です。水晶体が濁ると、物がかすみ、二重三重に見えるほか、光を眩しく感じるなどの症状が現れます。

白内障は初期には目立った自覚症状がありません。少しでも異常を感じたら、医療機関の受診をおすすめします。手術の適応かどうかを適切に判断してもらうには、実際に多くの白内障手術を手掛ける眼科に相談することが望ましいとされています。

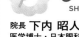

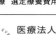

自覚症状がある人は早めの受診を

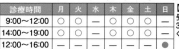

日常生活でまぶしさを覚え、見えづらさを感じたら、手術を適応します。白内障を根治するには手術以外、方法はありません。早めに手術をすべ

きは、白内障の影響で糖尿病網膜症や網膜裂孔など眼底の病気が疑われるケースです。手術を受けずに進行すると、視力低下が進みます。極端に進行した状態で手術を受けると、手術による合併症のリスクが高くなりがちです。

白内障手術は説明と検査が重要です。術前は手術方法とリスクを説明し、患者からの質問などには丁寧に回答する数多くの医療機関があります。

さらに、術前検査をして、白内障かどうかを診断します。その1つ屈折検査では近視や遠視、乱視などの屈折異常があるかどうかを調べます。手術で眼内レンズを挿入するため、角膜形状解析検査で、角膜がどのくらい湾曲しているのか、その度合を検査します。眼底検査では瞳孔から眼球内をのぞき、視神経や網膜、硝子体に異常がないかどうかを確認します。また、眼圧検査をして、眼圧が正常値より高い場合は白内障以外の病気を疑います。

手術が決定すると、角膜の湾曲具合、眼軸長、角膜から水晶体までの距離の前房深度、水晶体厚を調べ、手術に向けて万全の準備をします。

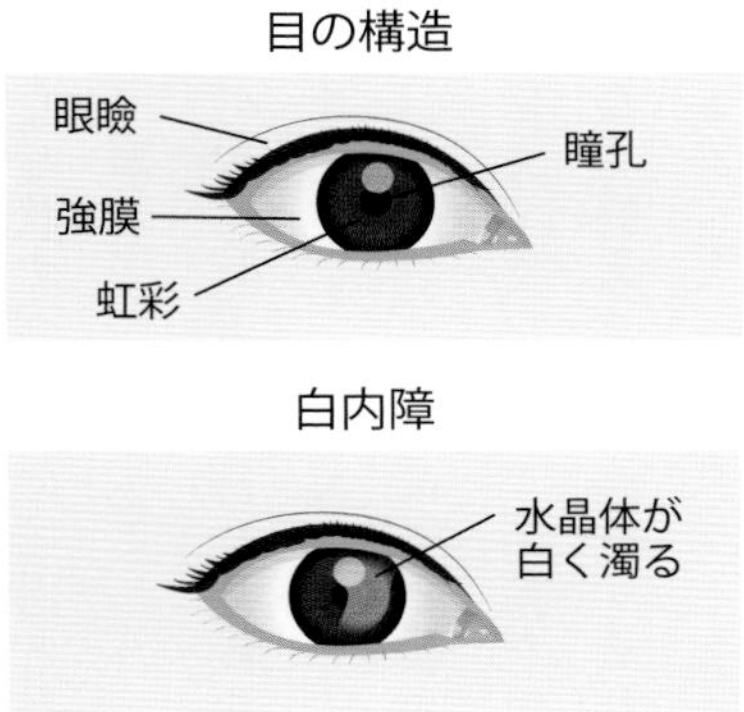

手術時間は短時間。局所麻酔で痛みはほぼなし

手術当日、まず術前の処置

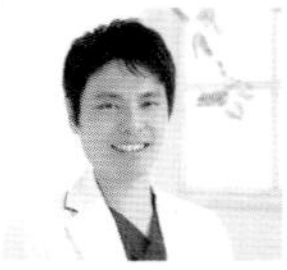

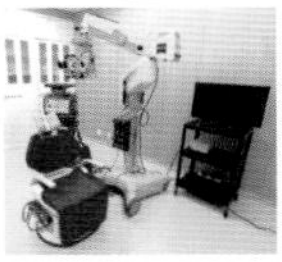

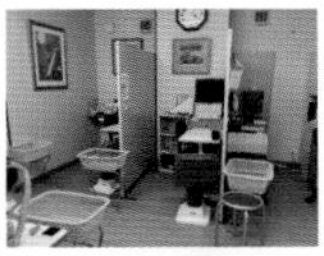

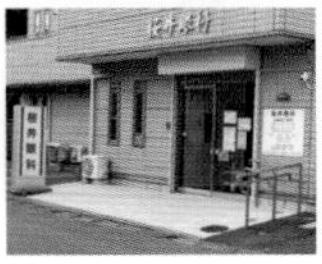

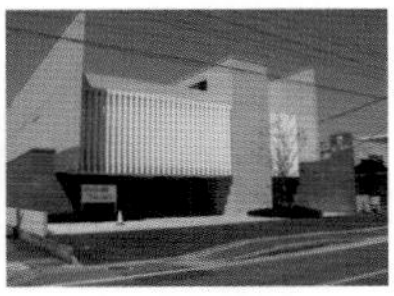

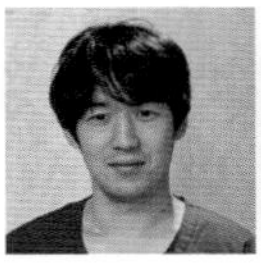

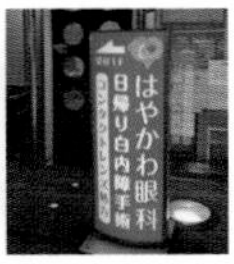

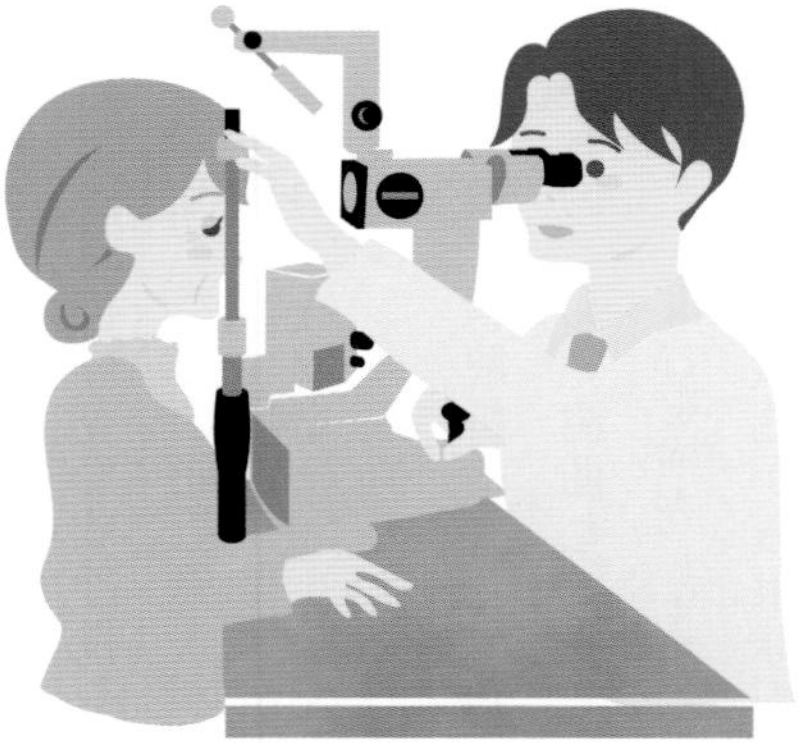

をします。瞳が大きくなり、光が当たってもまぶしく感じなくなる散瞳剤、抗菌剤などを点眼した後、手術に臨みます。

目の状態にもよりますが、手術は通常、5～10分程度で終了します。目だけを局所麻酔して手術しますので、痛みはほとんどありません。

白内障の手術は濁った水晶体を取り除き、透明な人工レンズを移植します。数ミリの切り口から超音波によって水晶体を砕きながら吸い取ります。レンズを挿入するための薄皮を一枚残し、眼内レンズを埋め込みます。

挿入するレンズは種類がさまざまです。ひと口にレンズといっても、患者の現在の目の様子や生活様式、本人が何を希望するかなどで、選ぶレンズは異なります。白内障を手術する施設では、患者とよく相談の上、最適なレンズ選びを心がけています。

手術後は光がちらついて見え、まぶしさを感じ、視野に入るものが青みがかって見える場合があります。ほぼ一時的な症状で、時間の経過とともに感じなくなります。

ぜひ、自身の趣味や活動を踏まえて、どんな見え方を得たいのか、全ての希望を医師に伝えてください。手術を後悔なく終えるためには、それが重要です。

福岡

望月眼科
Mochizuki Eye Clinic

当院のHP

医療新聞DIGITALで更に詳しい病院情報が見られます

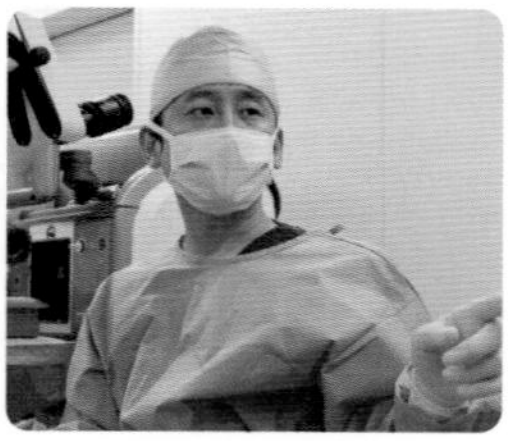

院長 望月 泰敬
日本眼科学会認定 眼科専門医

福岡市 日帰り白内障手術（多焦点・単焦点レンズ）
一人ひとりのご希望に合ったレンズ選びを大切にしています。

望月眼科では、単焦点レンズ（保険診療）と10種類以上の多焦点レンズ（選定療養・自由診療）を取り扱っております。
波面収差解析装置などの先端機器を用い、一人ひとりの目の状態や見え方のご希望、日常生活まで幅広く状況を把握し、最適なレンズや度数の提案に努めております。

選定療養 白内障手術の場合 ●片眼・乱視なし／15万円～34万円
●片眼・乱視用／19万5000円～37万円 別途手術費用（保険適用）

〒811-1346 福岡県福岡市南区老司4丁目1-45
TEL.092-564-1001

受付時間	月	火	水	木	金	土
8:30～12:00	○	○	○	○	○	○
13:30～17:00	○	○	○	―	○	―

※手術をお考えの方は院長診察日にお越しください。
院長診察日はHPからご確認ください。

【休診日】木・土午後、日・祝

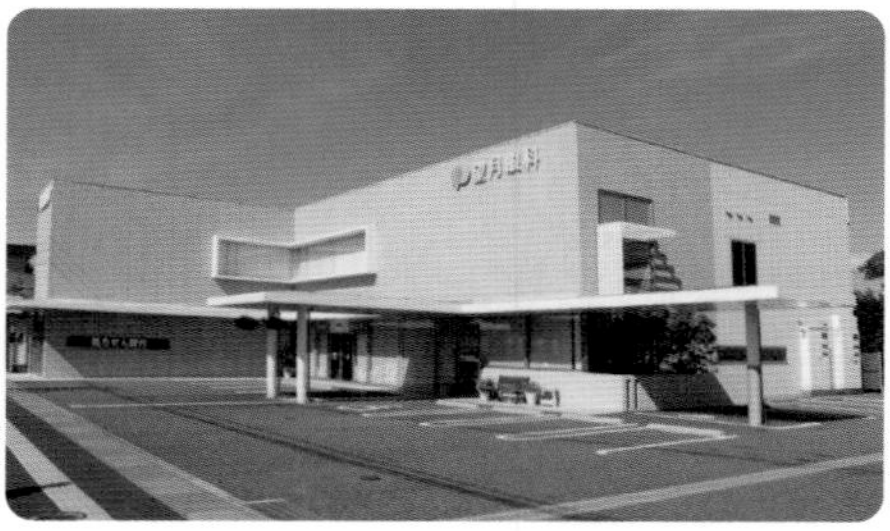

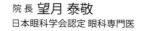

眼瞼下垂手術の実力医療機関

まぶたが下がり視野が狭くなる

眼瞼下垂症は上まぶたが下がってくる疾患です。意識して開けようとしても、まぶたが十分に開かなくなり、視野の上部が見づらくなります。眼精疲労や頭痛、肩こりなどの症状が出ることもあります。

上まぶたの下がり具合で、瞳孔の上部が見えなくなる軽症、瞳孔の半分近くまで隠れる中等症、瞳孔が半分以上覆われる重症に分けられます。

先天性と後天性があり、数が多いのは圧倒的に後天性の眼瞼下垂症です。主な原因は、加齢に伴ってまぶたを上げる役割を果たす筋肉・眼瞼挙筋と、眼瞼挙筋とまぶたの内部にある瞼板をつないでいる挙筋腱膜が弱り、弛緩してしまうことだと考えられています。

他にも長期にわたるコンタクトレンズの使用、アレルギー性結膜炎やアトピー性皮膚炎などの理由で、まぶたをこする習慣なども要因とされています。数は少ないものの、神経に原因がある場合もあります。

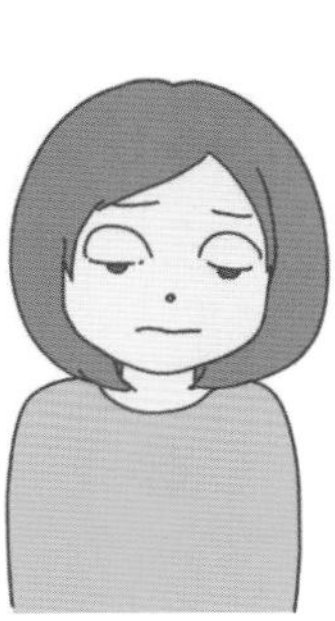

手術治療でまぶたの下垂を改善

現在のところ、根治するには手術しか方法がありません。手術法は眼瞼挙筋がどのくらい機能しているか、患者の希望などを考慮して選択します。

眼瞼挙筋が十分に機能している場合は、弛緩して垂れた余分な上まぶたの皮膚を切る（皮膚切除術）、上まぶたの皮膚を切開したうえで、伸びて緩んだ挙筋腱膜を縫って縮ませる（腱膜縫縮術）などの手術を行います。

挙筋腱膜と瞼板のつながりが緩いケースでは、挙筋前転法を実施して固定します。それにより、眼瞼挙筋の力が瞼板にしっかりと伝わり、まぶたが上がりやすくなります。

眼瞼挙筋の働きが弱いときは、前頭筋吊り上げ術を検討します。額の筋肉である前頭筋と上まぶたを、人工の膜などでつなぎ、前頭筋の力でまぶたが動くようにします。

形成外科・皮膚科・美容皮膚科　医療法人 石誠会　東京

スキンケア上野クリニック

眼科の経験を有する形成外科専門医が
視機能と整容の両立を目指す眼瞼手術

村上　正洋

日本形成外科学会認定 形成外科専門医
日本医科大学　眼科・形成外科　非常勤講師
眼瞼下垂、眼瞼内反、睫毛内反、眼瞼皮膚弛緩に特化

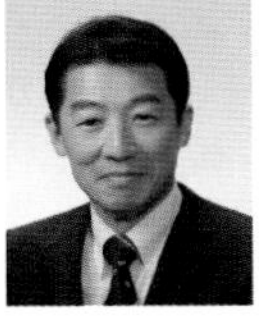

〒110-0015　東京都台東区東上野 3-18-7
上野駅前ビル7階
TEL：03-3839-4112
https://www.skincare-ueno-cl.com/
診療時間：平日 13:00〜19:00
　　　　　土曜 13:00〜16:00（予約制）
※村上医師への相談は水曜日に
休診日：日・祝・学会休診

多焦点眼内レンズを用いた白内障手術

見え方を選べる眼科治療へと進化

かつて、白内障手術は低下した視力を〃再び見えるようにする〃外科的処置でした。今は〃いかに見えるか〃を選べる眼科治療に進化しました。

見え方に選択肢を与えた要因が眼内レンズの進歩です。白内障はレンズの役割を担う水晶体が濁る病気です。手術では濁った水晶体を除去、それに代わる眼内レンズを挿入し、視力を回復させます。

従来、眼内レンズは単焦点眼内レンズしかありませんでした。これはあらかじめ設定した距離にのみ、ピントが合うレンズです。遠くを見やすく設定した場合、近くを見る時、老眼鏡が必要になります。その逆も然りです。

この眼鏡をかけ直す煩わしさから解消したのが多焦点眼内レンズです。文字通り、焦点が複数あり、遠近ともに視野が明瞭になります。現在、多焦点眼内レンズは回折型、屈折型、焦点深度拡張型の3種類に大別できます。

回折型はレンズのどの部分でも、光を分散できる構造です。分散された光のいずれかが網膜で像を結び、見える仕組みです。これまで、分散するも、使われずに喪失する光をどうするかが課題でした。しかし昨今、光のロスの最小限化など改善が見られます。

対して、入光した光を分散させないのが屈折型です。レンズの場所によって、光の曲がり方が異なります。上半分は遠距離用、下半分が近距離用の遠近両用眼鏡のように、屈折型は複数の異なるレンズを組み合わせています。

焦点深度拡張型は、近年新たに登場した眼内レンズです。焦点を遠方と近方に振り分けた従来型と違い、焦点が合う範囲を遠くから中間に広く設定しました。ほぼ違和感なく、見ることができます。

切開創から小さく折り畳んだ眼内レンズを挿入

では、白内障手術ではこれらの多焦点眼内レンズをどのように眼に挿入するのでしょうか。

手術前、今現在の見え方をはじめ、視力、白内障以外の病気の有無、白内障の進行度、角膜の手術耐久性と術後の視力への影響を調べた後、使用する眼内レンズの度数を決めます。

手術はまず、点眼麻酔をします。次に、細いメスで黒目と白目の境目付近に2～3ミリの小切開創を作ります。水晶体を覆う水晶体嚢《のう》という袋の前面を剥がして窓を作ります。この窓から超音波が出る棒を挿し入れ、水晶体を細かく砕き、吸い取ります。

中身を除去した水晶体嚢の中に、小切開創から小さく折り畳んだ眼内レンズを挿入します。眼内からジェル状物質を抜き、その中に水を満たして小切開創を閉鎖して終了です。手術の時間は10～20分程度。日帰り手術が大半です。

焦点の位置を決めるため、生活様式を振り返る

白内障手術は、ご自身が納得できる眼内レンズを選ぶことが最も大切です。それには、日常生活を振り返り、希望する焦点はどのあたりで、どれぐらいの範囲なのかを自問自答する必要があります。例えば、「風景をスケッチするのが趣味なので、明るい場所にいる前提で、遠近両用がいい」など、視野が関わるライフスタイルを詳細に医師に伝えることも大切です。

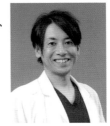

白内障手術は２０２０年４月から保険外併用療養費制度内の選定療養として、多焦点眼内レンズを用いた手術が可能になりました。それまでの先進医療では、白内障の手術は保険適用外でした。選定療養では白内障手術が保険適用となり、レンズを選択して増える費用を自費で支払い、手術が受けられます。

白内障手術で視界が開けると、患者の活動量が増える傾向もあり、心身の健康度が向上すると期待されています。

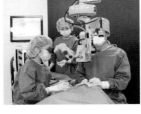

有水晶体眼内レンズ(ICL)による近視治療

目に挿入するレンズは別名「眼内永久コンタクトレンズ」

視力回復術は年々、改良を重ね、着実に進歩しています。数ある近視、遠視、乱視治療のなかで、ICLという有水晶体眼内レンズを目の中に挿入する視力回復術を選ぶ人が増えています。

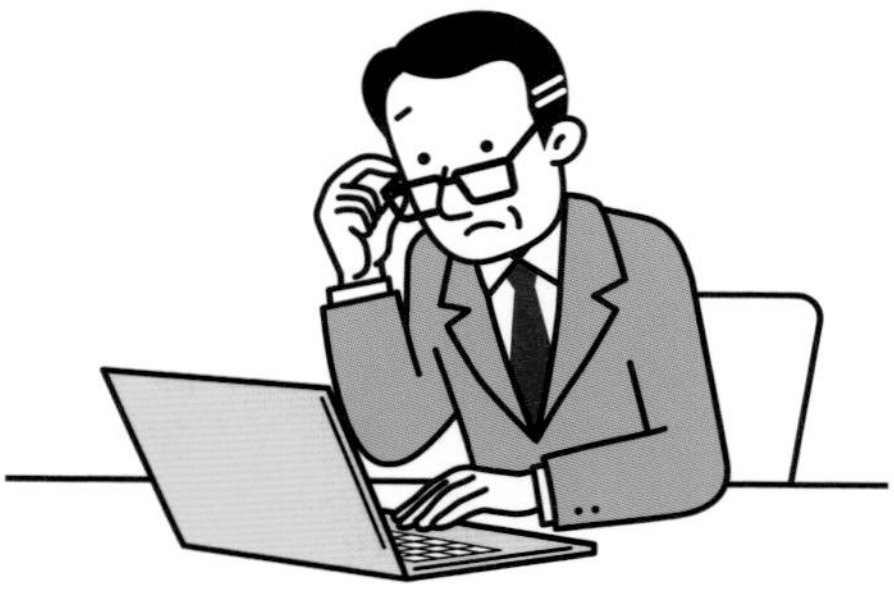

この手術は使用するレンズ名を取り、通称、ICLと呼ばれます。使用するレンズは半永久的に使用可能なため、「眼内永久コンタクトレンズ」の異名をとります。適応条件は年齢が21歳から45歳ぐらいまで。施術の大半が中等度から強度の近視になります。

従来のICLは、角膜や水晶体に栄養を与える房水の働きを阻害する可能性があり、手術前にレーザー虹彩切開術が必要でした。しかし、最新のICLは房水の流れが円滑となり、処置が不要になりました。

手術適応検査後、手術に進みます。手順は、まず散瞳剤点眼で瞳孔を広げ、点眼麻酔をします。次に、黒目と白目の境目に約3ミリの創口を作ります。この切開部から、小さく折りたたんだICLを差し込み、虹彩と水晶体の間にはめて固定します。手術はこれで終了。縫合や抜糸もありません。傷口は自然治癒します。要した時間は片目が約10分で、計20分程度。入院はせず、日帰りできます。

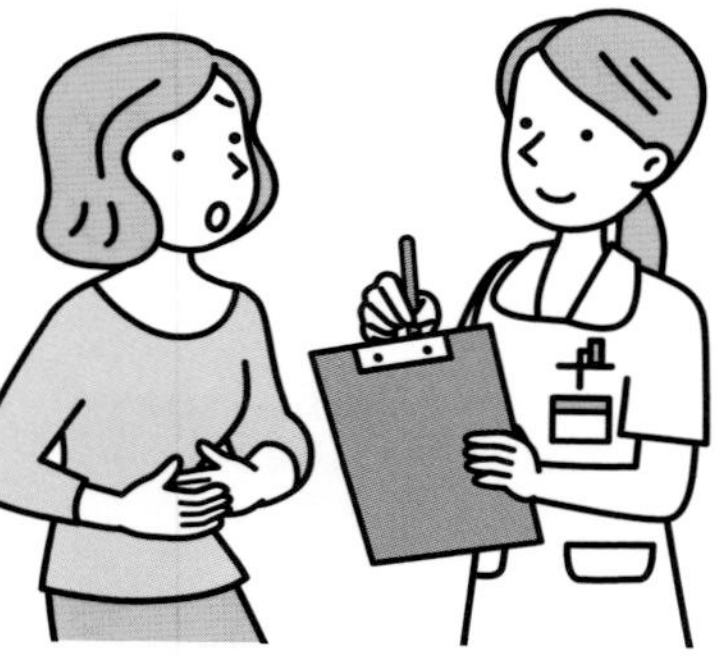

ICLによる視力矯正は手術直後から実感できます。術後すぐ、ある程度の視力が出ます。手術当日は70%ほどの回復具合、1日経つと90~100%見えるようになります。この時点で、デスクワークはほぼ可能です。

角膜を削らず、どんな強度の視力にも対応

ICLはレーシックとは違い、角膜を削らずに済みます。角膜は一度削ると、元の厚みに戻りません。角膜を削るという目への負担に抵抗感を覚える人が、ICLを選ぶ傾向があります。角膜を保存するため、半永久的に安定した視力を維持できるのも、支持される理由です。

強度近視のため、角膜が薄く、レーシックを受けられない人

が、次なる手段としてＩＣＬを決断するケースも増えています。角膜の厚さが原則3ミリ以上あれば手術可能で、どんな強度の近視や遠視、乱視にも対応できます。手術に伴う目の切開創が小さいので、角膜表面の三叉神経を傷つけず、ドライアイの原因になりません。

また、ＩＣＬは術後の手入れが不要という点でも選ばれています。目の中にあるレンズのため、曇りや汚れがなく、メンテナンスもいりません。万が一、白内障など眼の病気が生じても、一旦、眼内レンズを取り出して、治療できます。術後の煩わしさがないのも人気の理由です。

生体適合性が高く、拒絶反応が少ない眼内レンズ

では、どんなレンズを目に入れるのでしょうか。素材はコラマーという特殊合材で無色透明です。その特徴は生体適合性の高さです。体が異物として認識して、拒絶反応する可能性が非常に低い素材です。柔軟性が高く、レンズがずれる、または割れるなど損傷の心配がありません。レンズの中央には0・36ミリほどの、視覚に影響がない貫通孔が開いています。この孔のおかげで、眼の中の水流が循環し、眼内を潤滑に保てます。

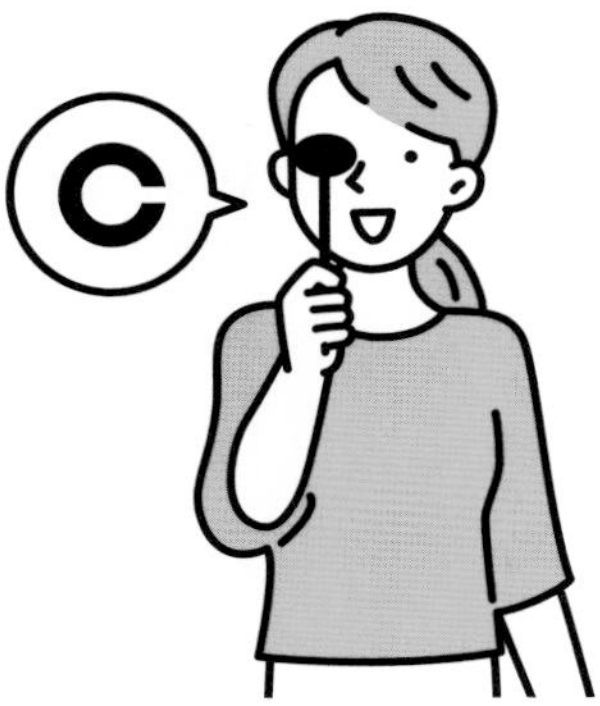

ＩＣＬはメガネやコンタクトレンズが必要ない快適な裸眼生活への近道です。術後、1週間ほどでゴルフやジョギングができ、1カ月後からはマリンスポーツが楽しめます。

手術後は注意事項を守り、医師の要請による受診や定期検診が必要です。視力が改善すると、どうしても、定期検診がおろそかになりがちです。鮮明な視覚を長く維持するためには、術後のケアが重要だと、覚えておきましょう。

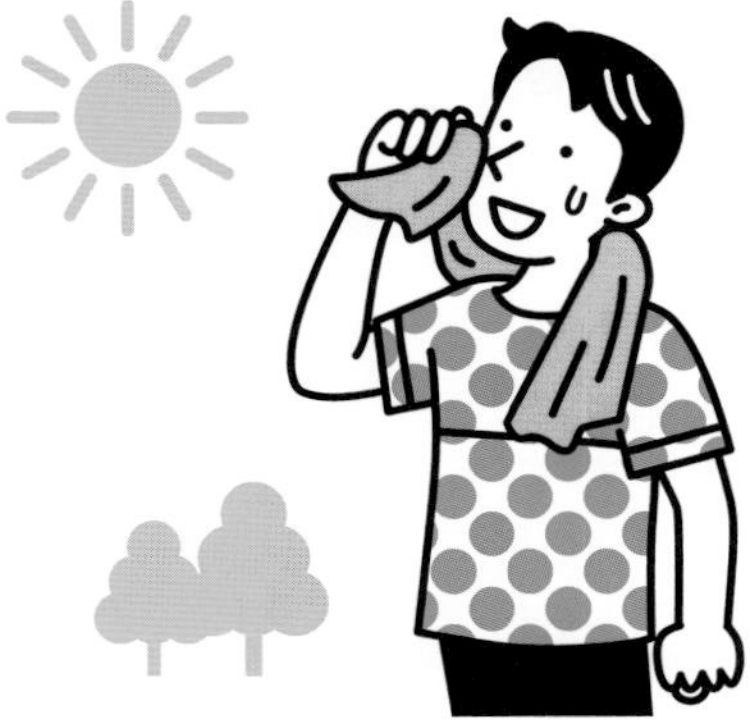

網膜硝子体手術の実力医療機関

光を屈折させ視神経に伝達する

目は、レンズの役割を果たす「水晶体」と、カメラのフィルムのように光を受け取り視神経に伝達する「網膜」、その間で光を屈折する働きを持つ「硝子体」などで構成されています。

網膜や硝子体に異常が起こると、視力に大きな影響を与え、進行すると視野が狭くなって、失明する危険性があります。

代表的な疾患は網膜剥離や糖尿病網膜症です。網膜剥離は外傷や加齢などによって硝子体が網膜を引っ張り剥がれる疾患です。糖尿病網膜症は糖尿病をきっかけに網膜が障害を受けて視力低下を起こします。

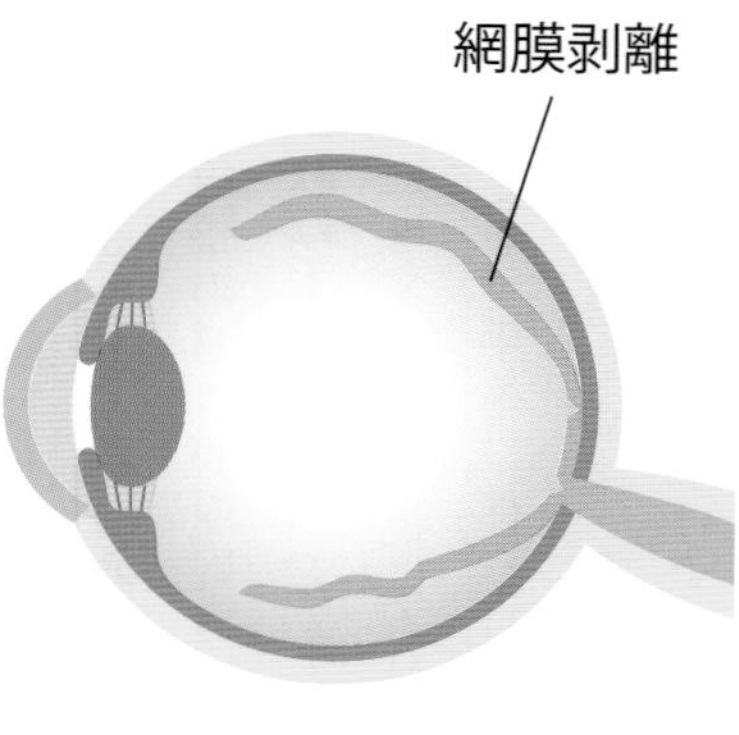

低侵襲化の進む網膜硝子体手術

網膜硝子体手術は検査機器や手術機器の進化が著しく、非常に小さい傷（3カ所の創）で手術が可能になりました。1つ目の創は硝子体カッターやレーザー器具を挿入、2つ目は眼内用ライト、3つ目は灌流液《かんりゅうえき》を注入する管を挿入して治療します。

精密な手技を要するため、眼科治療の中でも網膜硝子体手術は特に術者の技術が求められる分野といわれています。

最近では、大学病院などの一部でしか導入されていない27G（ゲージ）を用いた日帰り網膜硝子体手術を行うクリニックなどもあります。

Gは器具を挿入する傷の大きさで、現在の主流のサイズは25G（0.5ミリ程）です。さらに小さい27G（0.4ミリ程）では、わずかな傷で手術ができるため、非常に侵襲が少なく、術後の早期回復が期待できます。

網膜硝子体手術は顕微鏡下で実施する難度の高い手術です。網膜剥離の場合、網膜を引っ張った硝子体を取り除き、剥離した網膜を空気やガスを使って元の場所に戻し、その後、一定時間うつぶせの状態で安静にし、網膜の接着効果を高めます。

糖尿病網膜症も進行する（増殖網膜症）と網膜の剥離が生じるため、同様の治療を行います。

低侵襲化が進む手術の進化とともに、疾患の原因となるタンパク質を中和する抗VEGF薬を注射する薬物療法も普及してきています。

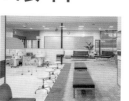

おおたに眼科

OTANI EYE CLINIC

〒649-6215 和歌山県岩出市中迫 264-1
TEL.0736-67-7012　FAX.0736-67-7018
http://otanieye.com/

【診療時間】月・水・金 10:00～13:00
月・木・金 16:00～19:00
土　9:00～12:00
※火曜は予約のみ
【手術】火・木午前
【休診日】日祝（不定休）

医療新聞DIGITALで更に詳しい病院情報が見られます。

5年、10年後の視力を見据え高い診断力で治療方針を決定

２０１８年、和歌山県岩出市に開院した、おおたに眼科。県道63号泉佐野岩出線に面し、40台以上の車を停められる広い駐車場を持つ。一日に１５０人前後の患者が訪れる。

「診療の目標として掲げているのが、５年、10年後にもいい視力が維持できていること。今後の経過を予測しながら診断し、その対処を考えて治療にあたります」と院長の大谷篤史医師は話す。臨床医と研究医的な視点を併せ持ち、診断を行う。

さらに診断の精度を高め、医師と患者の両者が納得のいく治療につなげるために、検査についても手術についても充実した設備を導入。近隣地域のみでなく和歌山県全域、大阪南部からも来院している。

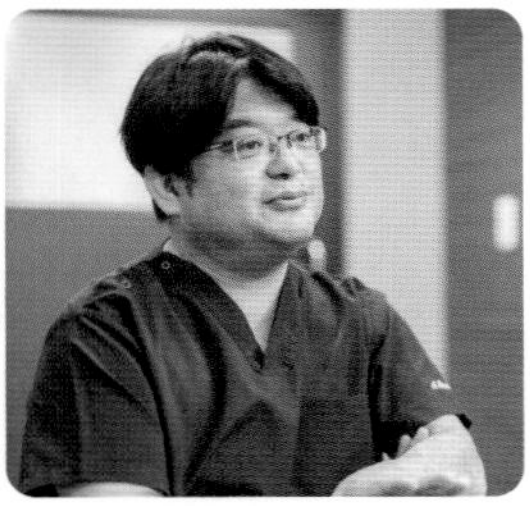

院長・医学博士　大谷　篤史

おおたに・あつし●1993年、京都大学医学部卒業。米国スクリプス研究所研究員、京都大学医学部付属病院講師、日本赤十字社和歌山医療センター眼科部長などを経て、18年、おおたに眼科を開院。日本眼科学会認定眼科専門医、日本眼科手術学会理事など。

同じ医師が長年にわたり患者を診る体制を目指す

「治療方針の決定から、手術、術後のフォローまでのすべてを同じ医師が担当し、患者さんを長く診ていきたいと考え、開院しました」と大谷院長。白内障や緑内障、硝子体疾患など、幅広い疾患の治療を行う。

中でも硝子体手術は開院から、約７００件（18年７月～22年６月）を手掛けている。硝子体手術を必要とする疾患はさまざまで、特に多いのは黄斑前膜、糖尿病網膜症、網膜剥離など。緊急性の高い網膜剥離については、受診した当日に手術を行うケースもある。

「人間は目から情報の多くを得ているといわれています。目を治療することで、全身の不調の改善につながることもありますので、少しでも気になることがあれば、早めに受診することをお勧めします」と大谷院長は呼びかける。

的確な診断に基づく硝子体手術を実施

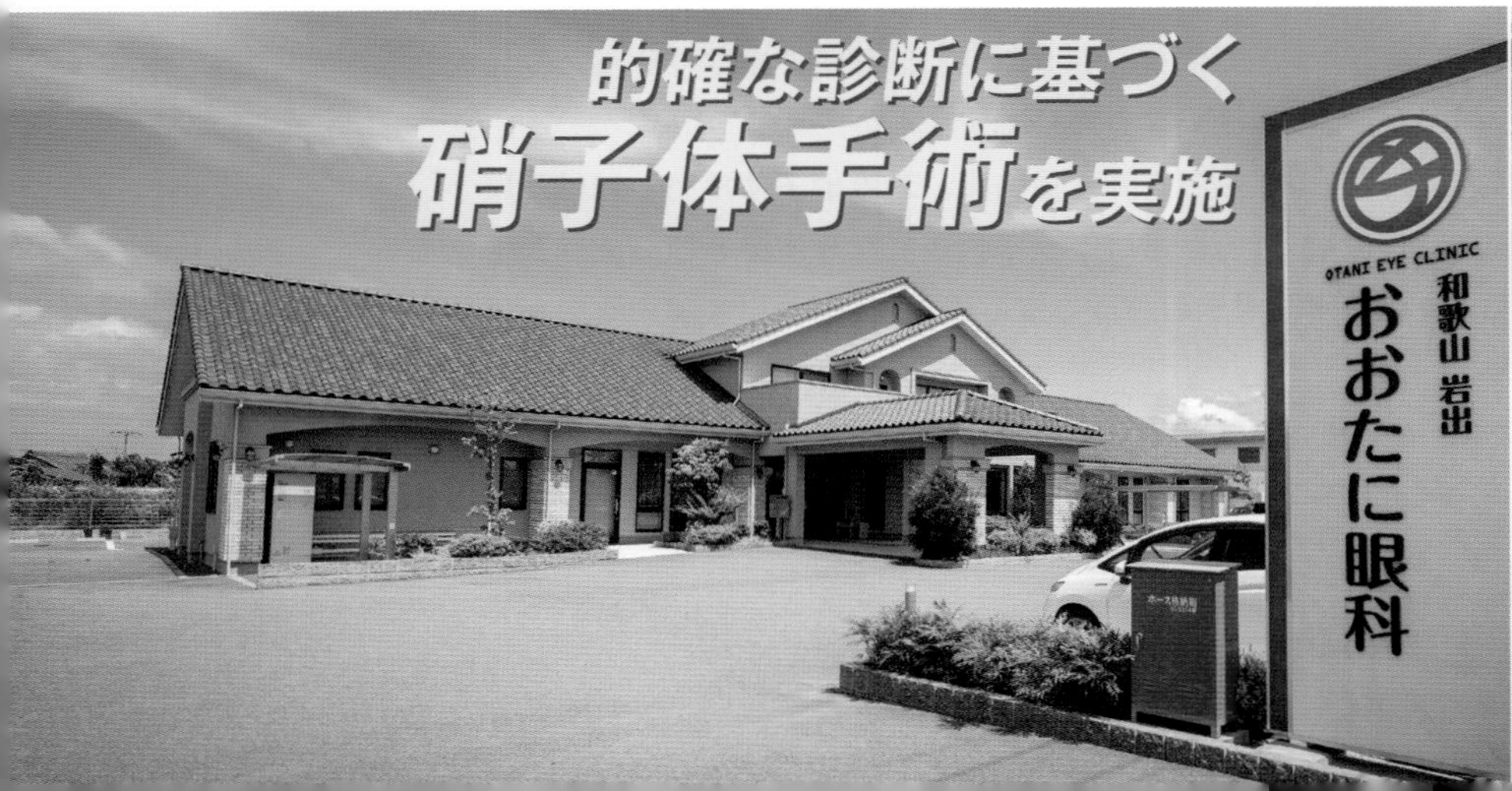

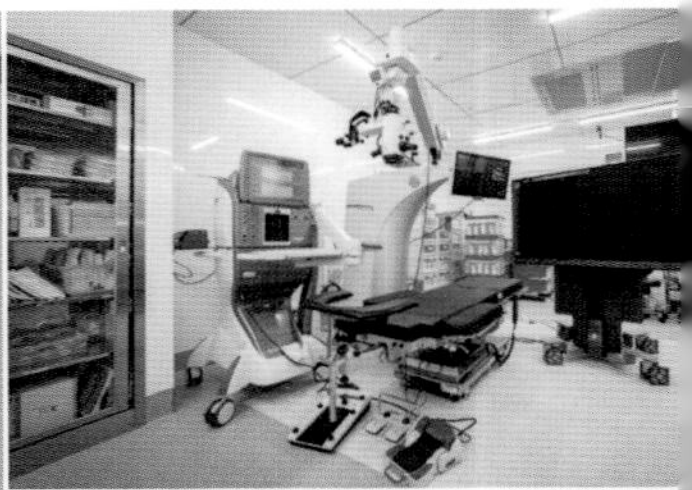

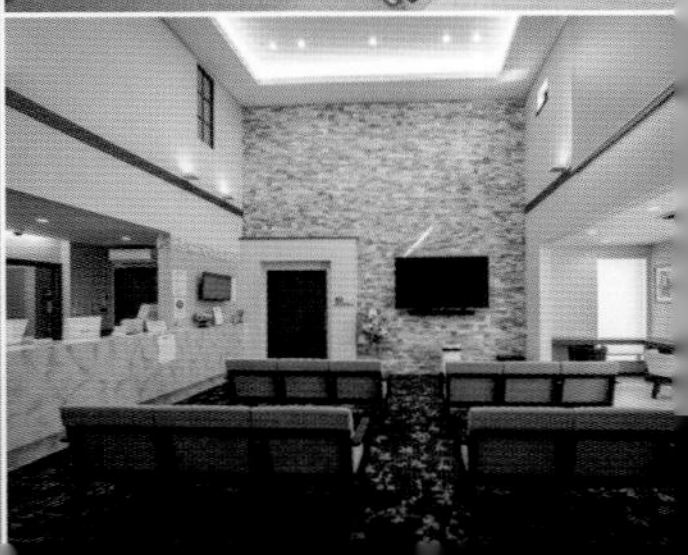

「人生100年時代」のキーワードは目の健康維持

「見えない悩み」の背後に眼の疾患が隠れている

「スマートフォンの文字が見えないので、拡大機能を頻繁に使うようになった」
「おしゃれなレストランのメニューの文字が見えない」
「テレビの字幕が読めず、イライラする」

加齢が進むにつれ、「見えない悩み・見えづらい悩み」が増えてきます。注意していただきたいのが「見えない悩み・見えづらい悩み」の背後に眼の疾患が隠れていることです。

たとえば、目がかすんだり、光をまぶしく感じたりするのは白内障のサインかもしれません。白内障は加齢によって水晶体がにごる病気で、早い遅いはあっても、ほぼ全員が発症するといわれています。

あるいは視野の中心部が暗くなったり、ゆがんだりするのは加齢黄斑変性の初期症状である可能性があります。加齢黄斑変性は年齢を重ねることで網膜の中心部にある黄斑が障害を受けたり、黄斑部の異状な新生血管から血液の成分が漏れたりして視野に異常を来す疾患です。進行すると失明のリスクがあり、日本人の中途失明原因の第４位※にランクインしています。

眼の疾患も早期発見・早期治療が大事

眼の疾患も早期発見・早期治療に越したことはありません。

中途失明原因第１位※の緑内障も早期に発見し、適切な治療を続ければ、視野狭窄や視力低下などの進行をとどめ、視野や視界を維持することが可能です。

むしろ、「人生100年時代」は眼科疾患の治療が最重要かもしれません。目が見えない・見えづらい状態になると、生活の質が低下します。仕事を失ったり、家事ができなくなったり、運転ができなくなったりして人生をエンジョイしづらくなるからです。

ここでは眼の疾患のうち白内障、緑内障、網膜硝子体疾患、加齢黄斑変性、視力矯正・近視・老眼、眼瞼下垂の代表的な６疾患を取り上げ、各分野のエキスパートに「疾患の特徴と主な治療法」について解説をいただきました。

読者の皆さんも大いに参考にしていただき、眼科検診を年に１回程度は受けるなどして眼の疾患の早期発見・早期治療に取り組んでください。

※日本眼科学会調べ

01
白内障の特徴と主な治療法
水晶体が濁り、視力が低下

慶應義塾大学医学部眼科学教室　教授
根岸一乃

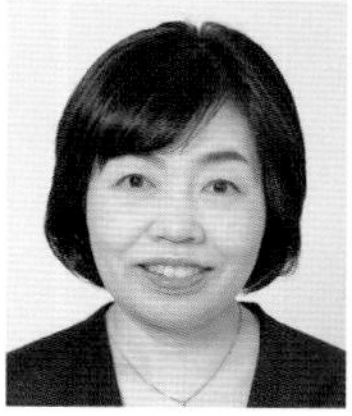

02
緑内障の特徴と主な治療法
視界がゆっくりと欠けていく

海谷眼科　岩田和雄記念海仁緑内障センター
センター長・副院長
山本哲也

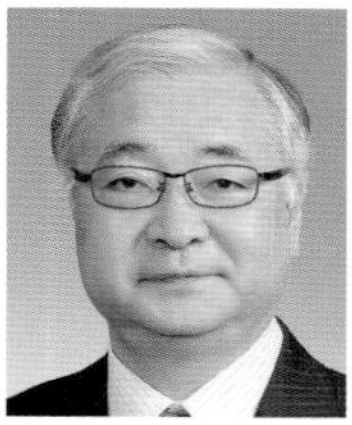

03
網膜硝子体疾患の特徴と主な治療法
重症例では失明のリスクも伴う

東京女子医科大学眼科学講座　教授・基幹分野長
日本網膜硝子体学会理事
飯田知宏

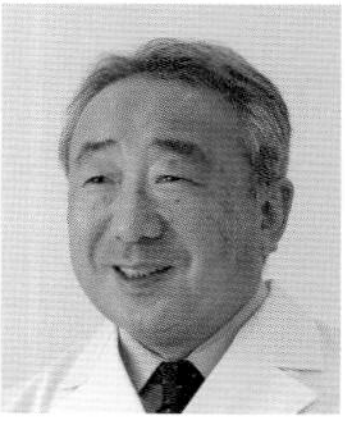

04
加齢黄斑変性の特徴と主な治療法
視野の中心部が見えなくなっていく

関西医科大学眼科学講座　主任教授
髙橋寛二

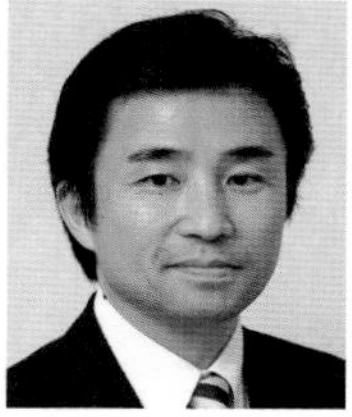

05
視力矯正・近視・老眼の特徴と主な治療法
近くや遠くがぼやけて、生活に不具合が生じる

みなとみらいアイクリニック　主任執刀医
荒井宏幸

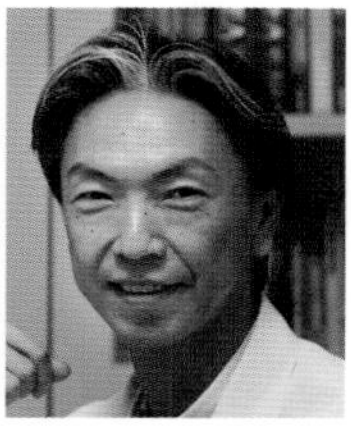

06
眼瞼下垂の特徴と主な治療法
まぶたが垂れ下がり視野が狭くなる

愛知医科大学医学部　教授（特任）
柿﨑裕彦

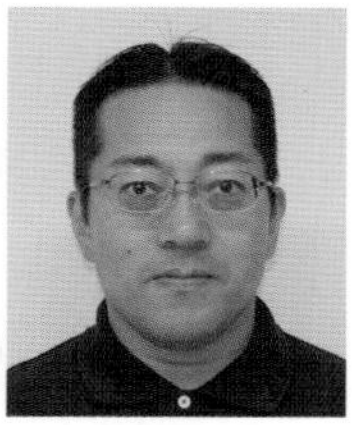

01

水晶体が濁り、
視力が低下

白内障

加齢などの要因で水晶体が濁り、視力が低下する疾患です。QOL(生活の質)と健康寿命延伸のために、手術の前には希望する見え方について、医師と十分に相談しましょう。

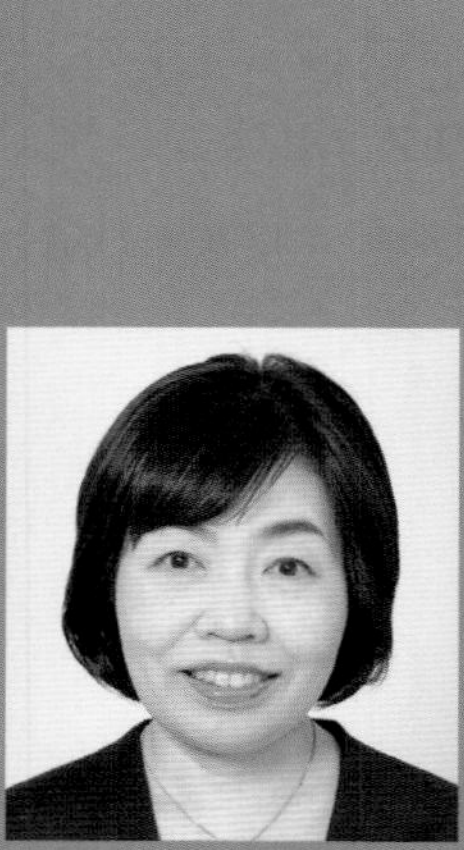

慶應義塾大学医学部
眼科学教室 教授

根岸 一乃（ねぎし・かずの）

医学博士。1988年慶應義塾大学医学部卒業。1999年慶應義塾大学病院に着任、2017年より現職。日本眼科学会認定眼科専門医·評議員、日本白内障学会評議員、日本眼光学学会副理事長、日本老視学会理事長など。

疾患の特徴

水晶体が混濁して視力の低下を引き起こす

水晶体は目の中でカメラのレンズのような役割を担っています。外から入ってきた光を水晶体で屈折させてピント調整をすることで、網膜に像が写ります。

透明な水晶体が濁っていく疾患が白内障です。発症原因はいくつかありますが、年齢とともに水晶体が濁る加齢性白内障が大半を占めます。

早ければ40代で発症することもあり、有病率は50代以降になると上がっていき、80代では、ほぼ全員が白内障だといわれています。したがって、加齢性白内障は老化現象の一種ともいえます。

他に先天性やアトピー性、外傷性などによる白内障もあります。

白内障は混濁する水晶体の部位や広がり方もさまざまです。多くみられるのは、水晶体の周辺部から濁り始め、だんだんと中心に向かって白濁が広がっていく病態（皮質白内障）です。そのため中心部が濁っていない初期段階では、ほとんど自覚症状がありません。

白内障が進行すると、目に入ってきた光が十分に網膜へ届かなくなったり、光が濁りによって散乱したりするようになり、見え方に関するさまざまな症状が出てきます。視力が低下する、まぶしく感じる、暗く見える、視界がかすむ、物がぼやける、二重三重に見えるなどが生じ、日常生活に支障を来すようになります。

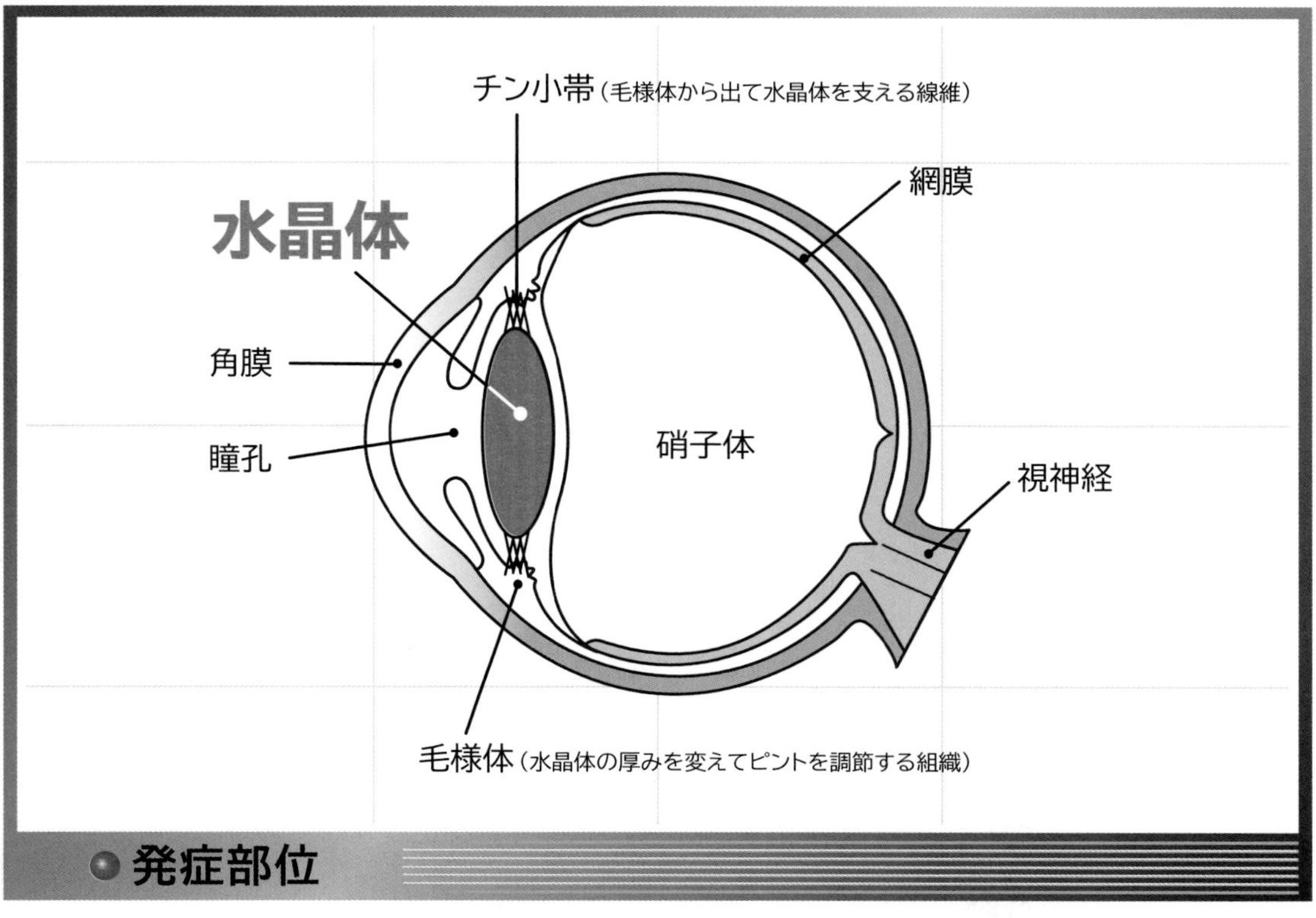

発症部位

主な治療法

根治のためには白内障手術を実施

白内障の診断では視力検査や屈折検査、コントラスト感度検査などの見え方に関する検査のほか、水晶体がどのくらい混濁しているかを確認する細隙灯《さいげきとう》顕微鏡検査を行います。目に細い光線を照射して、水晶体や角膜を観察します。他にも眼底検査や眼圧検査、光干渉断層計(OCT)検査などで、白内障以外の眼疾患がないかどうかも確かめます。

初期段階では点眼薬などで進行を遅らせることはできますが、混濁した水晶体を元の透明な状態に戻すことはできません。根治には濁った水晶体の代わりに人工の眼内レンズを入れる手術を行います。手術適応は患者さんの自覚症状や、日常生活に支障が出ているか、他の眼疾患を罹患しているかなどから判断します。

検査や患者の希望から術後の見え方を検討

術前に仕事や趣味などの送りたいライフスタイルを踏まえた、希望の見え方について医師と相談することが大切です。眼軸長(角膜から網膜までの距離)や前房深度(角膜から水晶体までの距離)、角膜内皮細胞(角膜の内側にある細胞)、角膜曲率半径(角膜のまるみ)などを検査して、眼内レンズの度数や種類を決定します。

白内障手術では、まず顕微鏡下で、水晶体を包んでいる水晶体嚢《のう》に2～3ミリの小切開をします。そこから手術器具を挿入し、超音波で水晶体を砕いてから吸引します。その

白内障手術

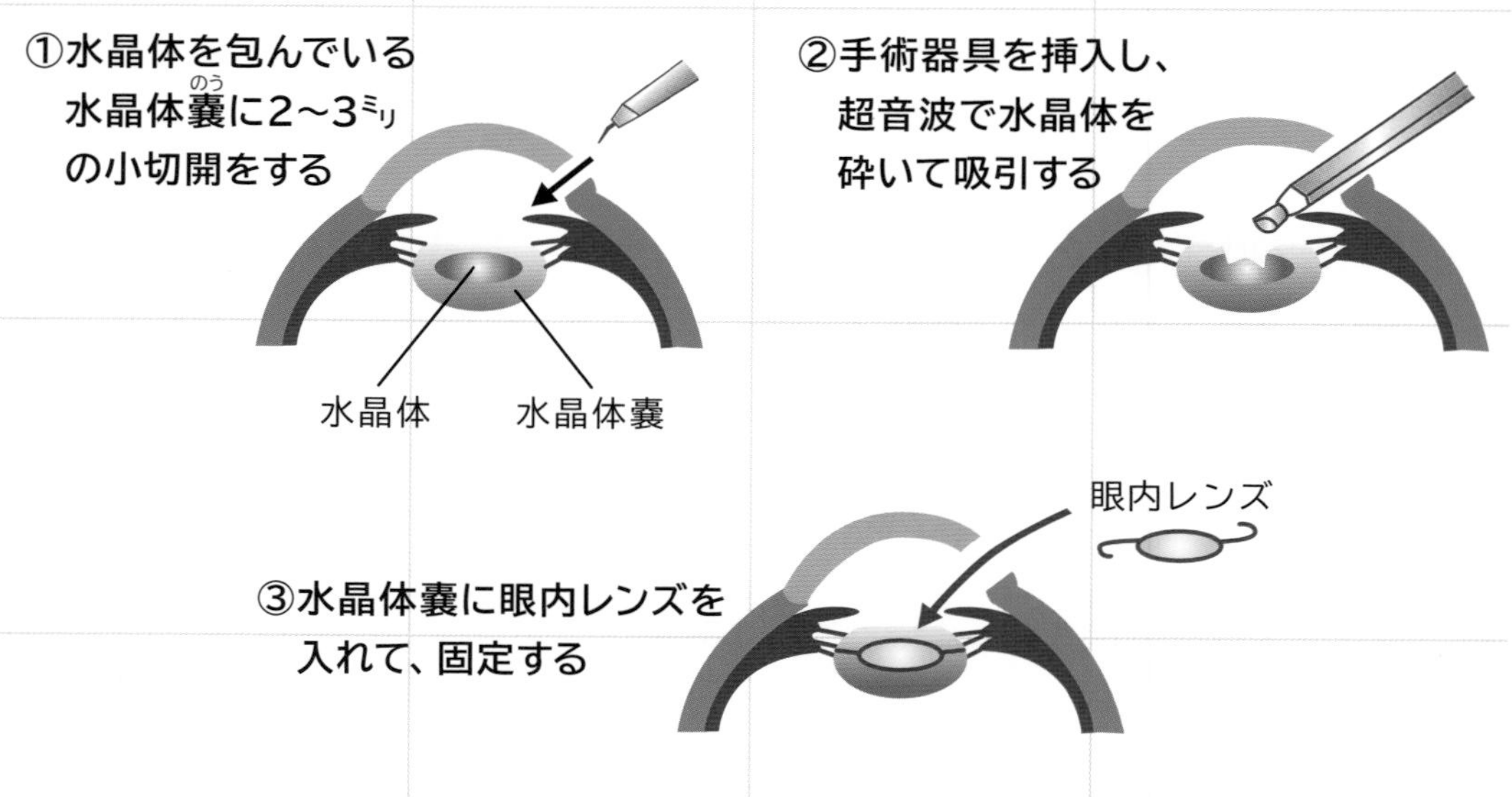
①水晶体を包んでいる水晶体嚢《のう》に2～3ミリの小切開をする
水晶体
水晶体嚢
②手術器具を挿入し、超音波で水晶体を砕いて吸引する
眼内レンズ
③水晶体嚢に眼内レンズを入れて、固定する

主な治療法

あと水晶体嚢に眼内レンズを入れ、固定すれば完了です。水晶体嚢の切開や水晶体を砕く際に一部レーザーを使用する、自由診療の術式もあります。基本的には片目が15～30分程度で終わる手術で、日帰りで実施する医療機関も増えています。ただ、症状が進行して水晶体が硬化している、他に眼の病気を合併しているといった場合には、時間が長くかかることがあります。

眼内レンズは単焦点型と多焦点型の2つに大別

眼内レンズは大きく分けて、単焦点眼内レンズと多焦点眼内レンズの2つがあります。単焦点眼内レンズは1カ所にピントが合うもので、保険適用されています。患者さんの希望でピントの位置を決めますが、ピントが合わない距離を見るためには眼鏡の着用が必要です。

多焦点眼内レンズは複数の距離にピントが合わせられます。遠・中・近の3カ所にピントが合う3焦点眼内レンズも登場しています。眼鏡の着用頻度を減らせますが、コントラストが落ちる、光がまぶしく見えるなど、見え方が合わないケースもあります。

一部の多焦点眼内レンズは保険適用されていますが、基本的に多焦点眼内レンズを選択すると手術は選定療養（または全額自己負担）で行います。選定療養では手術は保険適用で実施できますが、多焦点眼内レンズの費用は自己負担として追加で支払います。手術費用についても事前に医師に確認してみてください。

予防のために

加齢以外にも発病にはさまざまな要因が考えられます。日常生活でも気をつけられるポイントがいくつかあります。

喫煙

禁煙を心掛けましょう

紫外線

長時間強い日差しの下で活動するときはサングラスなどを身に付けて、対策をしましょう

栄養バランス

野菜や果物からビタミンをとるほか、糖尿病や脂質異常症（高脂血症）などの生活習慣病にも気をつけましょう

02

視界が
ゆっくりと欠けていく

緑内障

主に眼圧上昇によって、視神経が障害され、視野障害や視力低下を起こします。発作を起こすと数日で失明のリスクも。

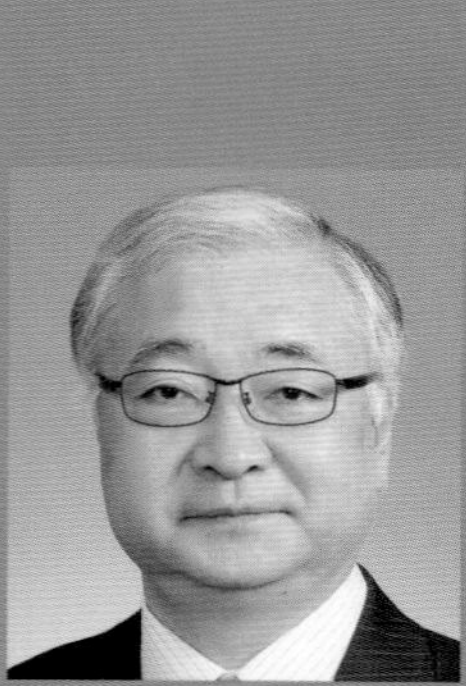

海谷眼科 岩田和雄記念海仁緑内障センター
センター長・副院長

山本 哲也（やまもと・てつや）

1979年、東京大学医学部医学科卒業、同大眼科学教室入局。大宮赤十字病院、山梨医科大学、米国留学、岐阜大学医学部教授などを経て、2020年より現職。岐阜大学名誉教授。

だんだんと視野が狭窄し失明することも

緑内障は、主に眼圧の上昇によって眼の奥にある視神経が障害され、視野狭窄や視力低下を起こす疾患です。緑内障は40代の約5％、60代以上で10％以上が罹患するといわれ、決して珍しくありません。日本人の中途失明原因第1位の疾患です※。しかし、早期に発見し、適切な治療を受ければ、視野狭窄や視力低下などを留め、現状維持が期待できます。

緑内障には大きくわけて、開放隅角《かいほうぐうかく》緑内障と閉塞隅角《へいそくぐうかく》緑内障の2種類があります。これは眼圧を調整する房水を出す隅角が開いているか、閉じているかの違いです。

また、眼圧は正常範囲にもかかわらず緑内障を発症する正常眼圧緑内障もあり、開放隅角緑内障に含まれます。日本人では一番多い病型で、成因として、眼圧を受ける視神経の脆弱性のほか、免疫や血流の異常も指摘されています。

閉塞隅角緑内障の発症に伴い、急激に眼圧が上昇する急性緑内障発作は危険です。目の痛みや充血、かすみ、頭痛や吐き気を伴い、急速に視野が狭くなり、数日で失明する可能性もあります。

多くの緑内障は初期段階では、ほとんど自覚症状はありません。ゆっくりと進行していき、そのうちに視野の4分の1くらいがぼやけてきます。両目で見れば、ある程度の視野を確保できるため、片方の眼だけ進行していても、気づきにくい疾患です。

※日本眼科医会HPによる

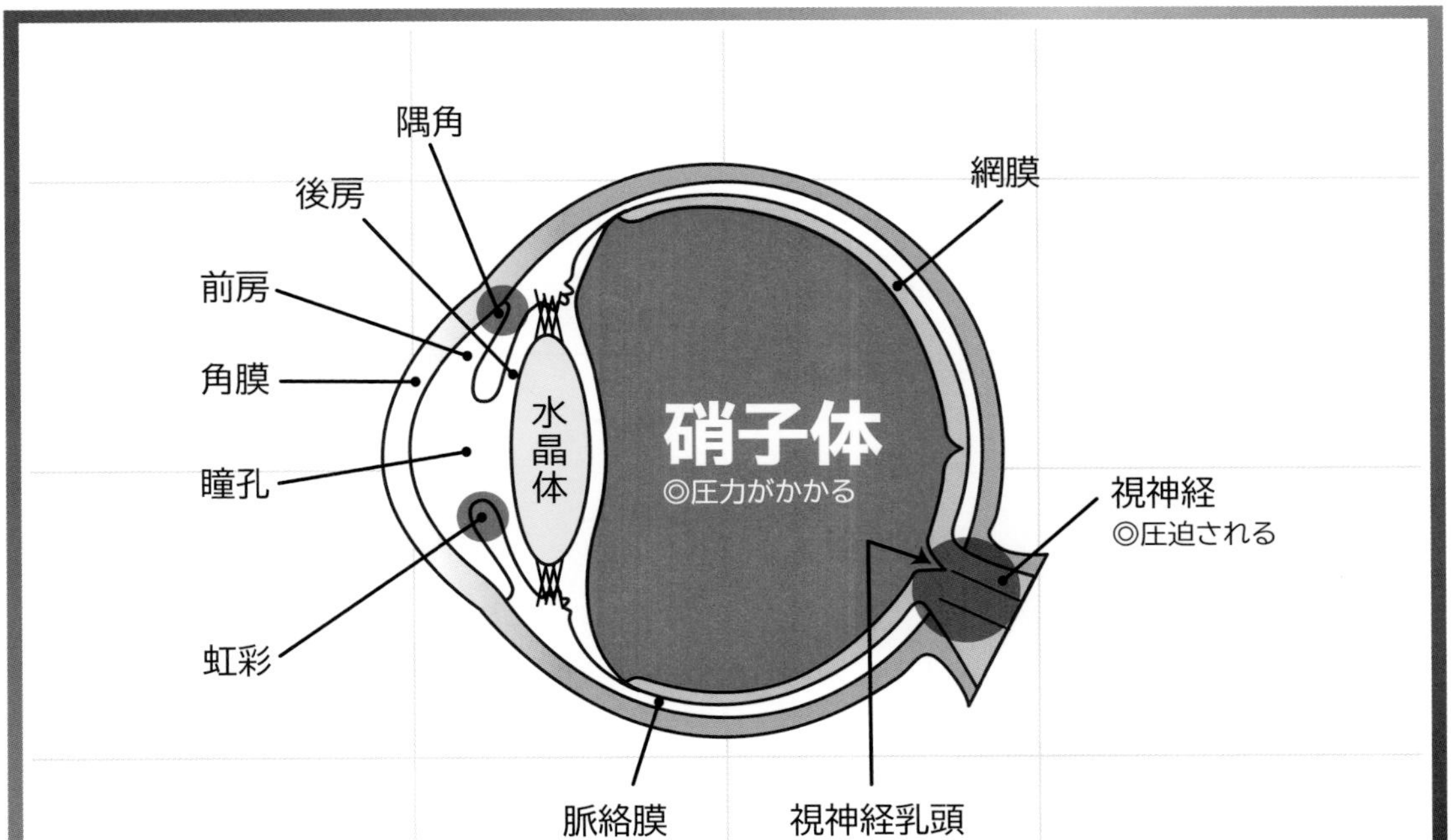

発症部位

主な治療法

40代になったら毎年眼科検診を

一度、傷ついてしまった視神経は元に戻ることはありません。そのため緑内障を根治する治療法はまだありません。

しかし、現在は治療技術の発展によって、視野や視力を維持することは期待できます。薬物療法や手術で症状の進行を抑制します。

緑内障は自覚症状がほとんどない疾患ですから、40代になったら毎年眼科検診を受けるのが早期発見のためには大切です。眼圧測定や隅角検査、眼底検査、ＯＣＴ検査、視野検査などを行います。

緑内障の診断を受けた場合、開放隅角緑内障か、もしくは閉塞隅角緑内障かによって治療法が決まります。

緑内障のタイプによって変わる治療法

開放隅角緑内障治療の基本は眼圧を下げること。眼圧下降のため、プロスタグランジン関連薬（ＦＰ受容体作動薬）等を第一選択肢に、点眼治療を行います。効果には個人差がありますから、複数の点眼薬を併用することもあります。点眼後も進行を抑制できない場合、手術を検討します。

侵襲が少ないレーザー線維柱帯形成術、眼圧下降効果が高く、幅広く行われている線維柱帯切除術（トラベクレクトミー）、比較的合併症の少ない線維柱帯切開術（トラベクロトミー）などの術式を局所麻酔下で実施します。最近では安全性の高い低侵襲の手術が良く行われています。術式は複数

開放隅角緑内障の治療

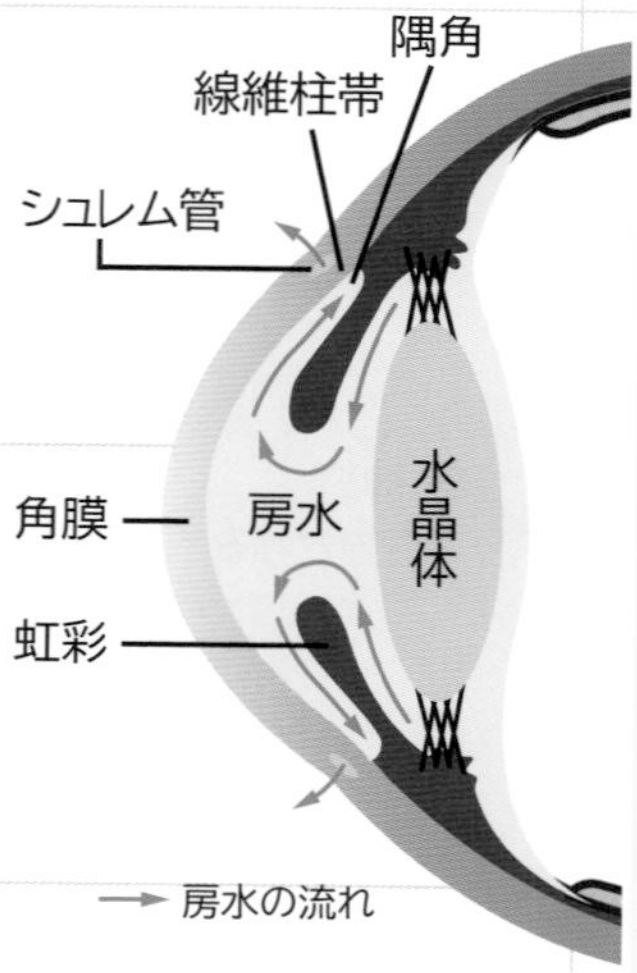

点眼治療
（プロスタグランジン関連薬、β受容体遮断薬など）

レーザー治療
（レーザー線維柱帯形成術）

手術
（線維柱帯切除術：トラベクレクトミー、線維柱帯切開術：トラベクロトミー）

閉塞隅角緑内障の治療

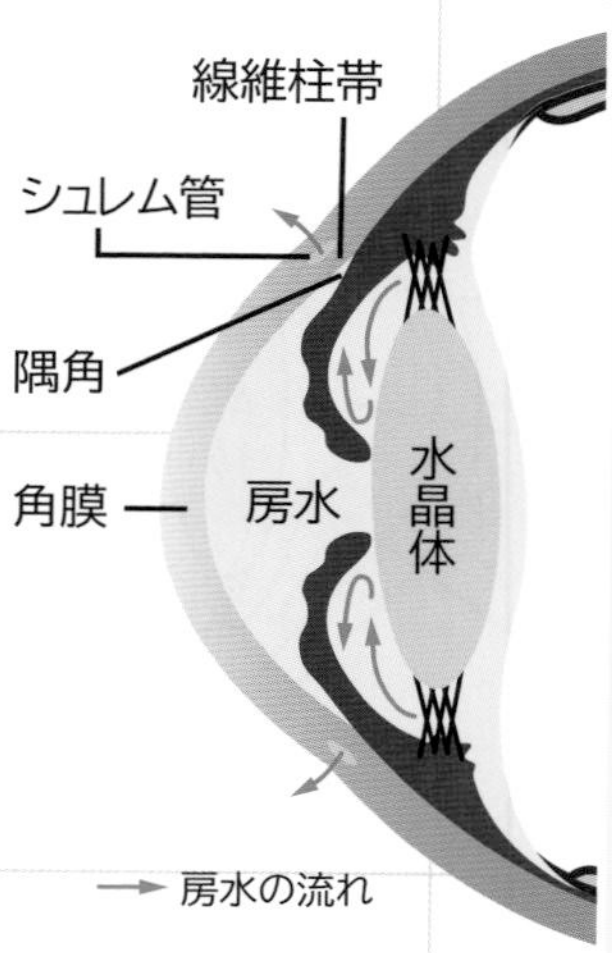

薬物治療
（浸透圧利尿薬、縮瞳薬など）

優先治療
（レーザー虹彩切開術・水晶体（白内障）手術など）

手術
（隅角に癒着がある場合など、状況に応じた治療を選択）

治療法の種類

主な治療法

あるため、よく主治医と相談して決めることが重要です。

閉塞隅角緑内障は眼の中の水が流れる通路が狭いため、水の流れがせき止められて眼圧が急に上がります。中高年の女性や遠視の方に多い疾患です。閉塞隅角は検診などで眼科に行かない限り、なかなか診断できません。

急に眼圧が上昇して、眼が痛くなり視野がかすんで頭痛や吐き気を起こす急性緑内障発作をきっかけに見つかることもあります。失明のリスクもあるので、その前に治療をするのが肝要です。

点眼治療で眼圧を下げながら、隅角を広げる治療(レーザー虹彩切開術・水晶体(白内障)手術)を優先して行います。隅角が癒着している場合は別の手術を検討します。

治療成功のカギ アドヒアランス

どの手術を選択しても、進行を防ぐための点眼治療の継続が必要となることが多いです。緑内障の予後は改善していますが、緑内障が悪化すれば失明に至る場合もあります。ただし、その多くが、十分な治療を早期から受けられなかったことに起因しています。早期発見と早期の治療開始がその意味で大切です。薬物治療成功のカギがアドヒアランス。患者自身が積極的に治療方針の決定に参加し、正しく点眼することが重要です。

緑内障は生涯にわたって付き合う病気と認識し、定期的に通院し、処方された点眼薬や内服薬を用法・用量を守って使用を続けてください。

傾向と予防

1

発症原因のわからない緑内障なので、はっきりとした予防法はありません。ですから40歳になったら、毎年眼科検診を受けること。そして罹患が判明したら、根気よく治療を続けること。これが現状より悪化させない、いわば「予防法」となります。

2

自覚症状が現れないからといって、緑内障の治療を自己判断で止めることは厳禁です。遅かれ早かれ必ず症状は悪化してしまいます。

- ☑ 年代が上がるに連れて、患者数も増えていく
- ☑ 初期段階では、ほとんど自覚症状がない
- ☑ 視野の一部がぼやけて欠け始めたら、すぐに医療機関へ

03

重症例では
失明のリスクも伴う

網膜硝子体疾患

水晶体から入った光は硝子体を通って、網膜で視覚情報として脳に伝達します。密着する硝子体と網膜は相互に影響して、さまざまな疾患を引き起こします。

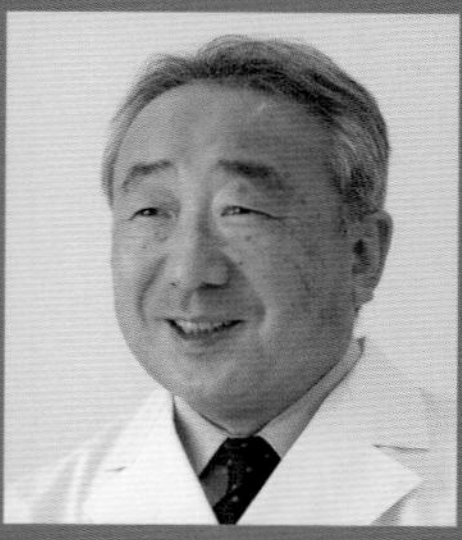

東京女子医科大学
眼科学講座　教授・基幹分野長
飯田 知弘（いいだ・ともひろ）

1985 年新潟大学医学部医学科卒業。群馬大学医学部眼科講師、同助教授、米国留学、福島県立医科大学医学部眼科教授などを経て、2012 年より現職。日本眼科学会評議員・理事。日本眼循環学会代表理事。日本網膜硝子体学会理事。

疾患の特徴

硝子体が網膜を引っ張り剥離させる

外部の光は眼球の一番外側の角膜を通過し、水晶体で屈折、硝子体を通り、網膜上で像を結んで脳へと伝わり、視覚情報として処理されます。網膜の中心で視細胞が集中する場所を黄斑といいます。硝子体は、カメラのレンズに相当する角膜や水晶体と、フィルムの役割の網膜の間にあります。屈折した光を像に結ぶのに必要な距離は、この硝子体で確保されます。

硝子体は眼球の約7割を占める透明なゼリー状の物質です。眼球内部の大半を占める硝子体は密着する網膜とも関係が深く、さまざまな疾患を起こします。

硝子体は加齢と共にゼリー状から液状に変化します。この時、硝子体が網膜から離れると同時に、網膜が引っ張られ、網膜剥離を起こすことがあります。視野が欠け、視力が低下します。黄斑が剥がれると、失明することもあります。

糖尿病の三大合併症のひとつに挙げられる糖尿病網膜症は硝子体に悪影響を与えます。網膜は薄い神経の膜で、無数の細い血管が密集しています。高血糖が続き、血管が詰まるなどした網膜は酸素不足を補おうと、新生血管を作ります。これを増殖糖尿病網膜症と呼びます。新生血管は硝子体に向けて伸び、血管の壁が破れ、硝子体出血を起こします。飛蚊症のほか、視力低下が現れ、さらに進行すると網膜剥離に至ることもあります。

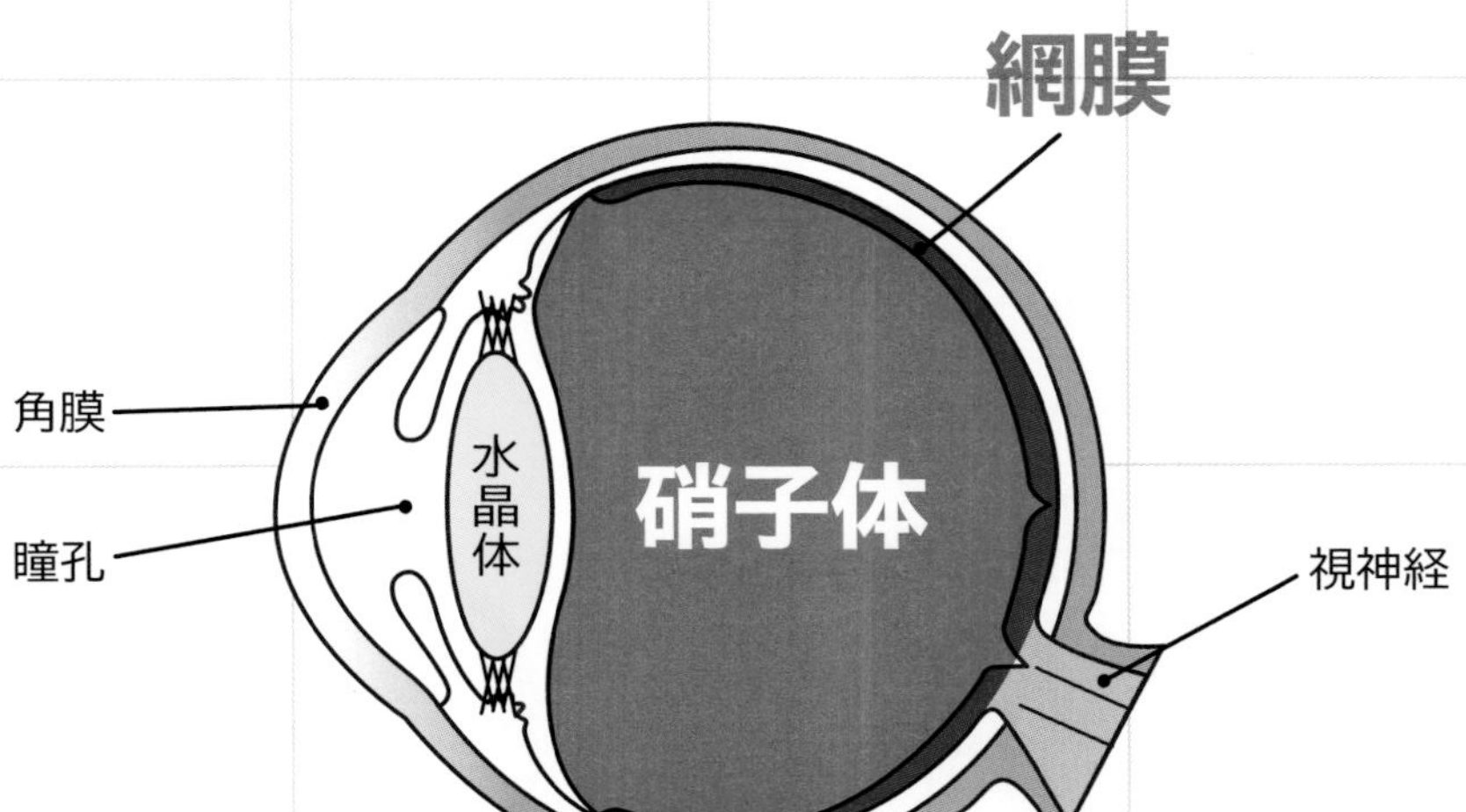

発症部位

主な治療法

新生血管を抑制する抗ＶＥＧＦ薬治療

糖尿病網膜症は初期（単純網膜症）の状態であれば、血糖のコントロールで改善を目指します。進行してくると、網膜から伸びた新生血管が硝子体出血を引き起こします。この新生血管が増殖し、成長する原因物質がＶＥＧＦ（血管内皮増殖因子）です。

また、ＶＥＧＦにより血管から水分が漏れて黄斑に浮腫が起こり、視力が低下します。そこで用いられるのが抗ＶＥＧＦ薬療法です。白目の部分から抗ＶＥＦＧ薬を硝子体に注射して、黄斑浮腫を抑制します。注射前に点眼麻酔をするので、痛みはほぼ感じません。

硝子体注射とも呼ばれる抗ＶＥＧＦ薬療法は、その有用性から加齢黄斑変性、網膜中心静脈閉塞症、網膜静脈分枝閉塞症、近視性脈絡膜新生血管、糖尿病黄斑症など多くの疾患治療に使用されています。

新生血管の発生源をレーザーで熱凝固

血管新生を抑制する方法として網膜光凝固療法（レーザー治療）もあり、新生血管の発生源となる網膜の組織を熱凝固します。新生血管が増えだす前（増殖前網膜症）の段階で使用するケースが多い治療法です。

加齢や糖尿病網膜症の進行などによって起こる網膜剥離には、網膜に穴が空いて生じる裂孔原性網膜剥離と、穴の空かない非裂孔原性網膜剥離の2種類があります。穴が小さく剥離していない状態であれば、レーザー治療で進行を

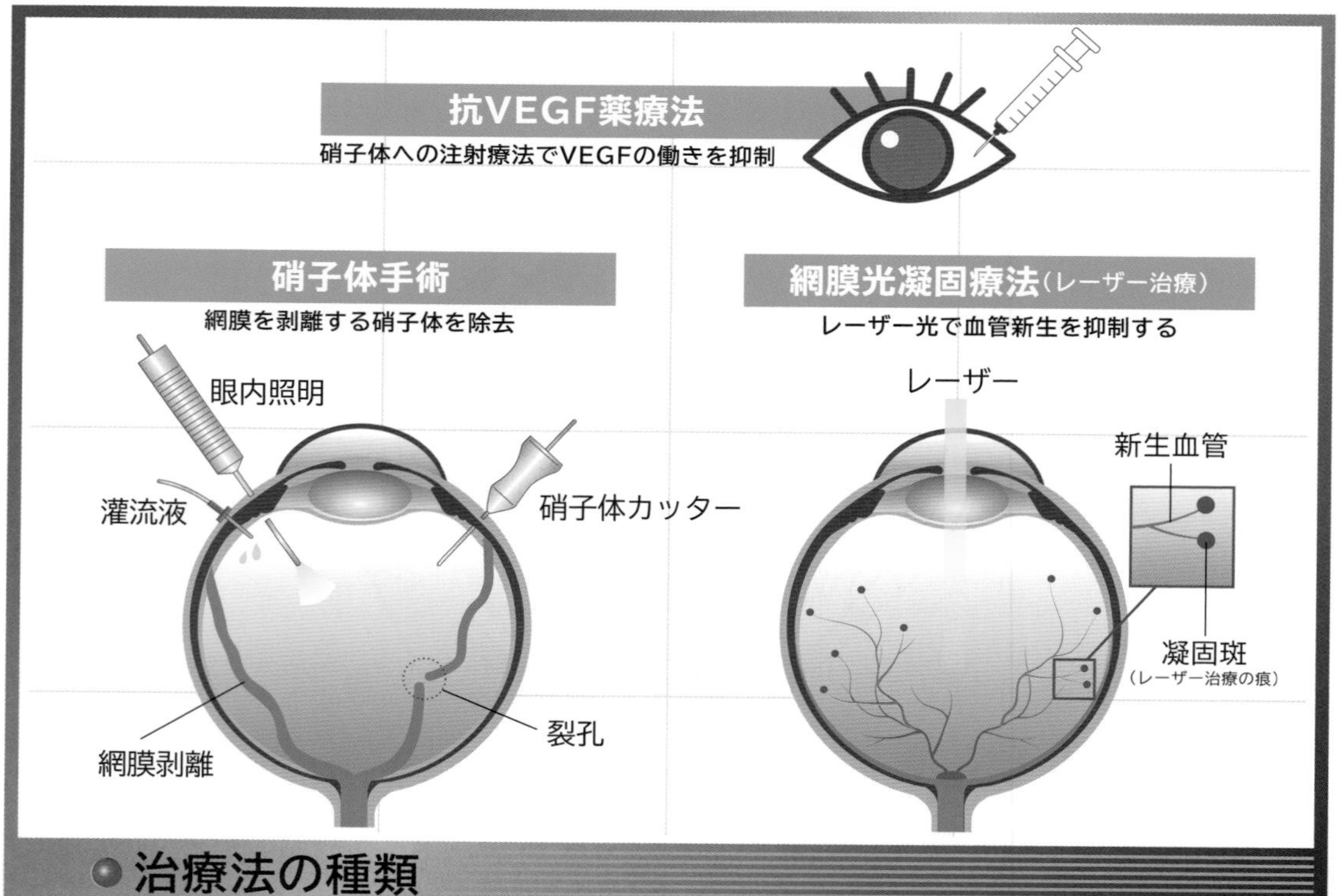

●治療法の種類

主な治療法

予防することもできます。

1ミリ以下の緻密な治療 硝子体手術

網膜が剥離している場合は手術が必要です。裂孔の大きさ、位置、進行度、硝子体出血の有無などを考慮し、術式は選択されます。

裂孔原性網膜剥離に対する主な治療法として硝子体手術と強膜バックリング術があります。強膜バックリング術は硝子体が網膜を引っ張る力をゆるめます。眼球の外側に縫い付けたシリコンスポンジを網膜の外から内側へと押し付け、へこませます。外からの加圧で網膜は硝子体の方へ押し出される形となり、硝子体が網膜を牽引する力を弱めます。

硝子体手術は手術顕微鏡を用いるマイクロサージェリー（微小な外科治療）です。網膜をけん引して剥離を起こしている部分や、出血で濁った部分の硝子体を除去します。最初に白目部分に小さな穴を3つ開けます。術中に眼球の形態を保つ目的で灌流液を入れる穴、眼内を照らす照明を入れる穴、硝子体を切除するカッターやレーザーを入れるための穴です。網膜を引っ張る硝子体を切除した後、気体を注入して、剥がれた網膜を壁に押し付けて復位します。

以前は失明を防ぐ目的で主に行われていた硝子体手術ですが、現在では医療技術の進歩により、比較的安全性の高い治療ができるようになりました。そのために、黄斑疾患などの視機能回復にも適応を広げています。

その他の網膜硝子体疾患

網膜剥離や糖尿病網膜症以外の網膜硝子体・黄斑疾患の代表例を紹介します。

加齢黄斑変性

老化に伴い、網膜の中心にある黄斑が障害を受け、視界がぼやけたり、ゆがんだりする疾患です。萎縮型と滲出型の2種類に大別されます。

網膜静脈閉塞症

網膜の静脈が閉塞する疾患です。発症部位によって、網膜中心静脈閉塞症や網膜静脈分枝閉塞症などに細分化されます。眼底出血や黄斑浮腫を伴うこともあります。

黄斑円孔

加齢に伴いしぼんでいく硝子体に引っ張られ黄斑に丸い穴（円孔）が開きます。

黄斑上膜（網膜前膜）

黄斑の網膜の表面にセロファン状の膜が張ります。

黄斑浮腫

網膜静脈閉塞症や糖尿病網膜症などに伴って発症します。黄斑に血液や血液成分が溜まって浮腫ができます。

04

視野の中心部が
見えなくなっていく

加齢黄斑変性

病名にもあるように、加齢から黄斑に異常が生じ、視力に影響が出る疾患。社会的失明に至るおそれもあるので、セルフチェックでの早期発見と、早期の治療開始が大切です。

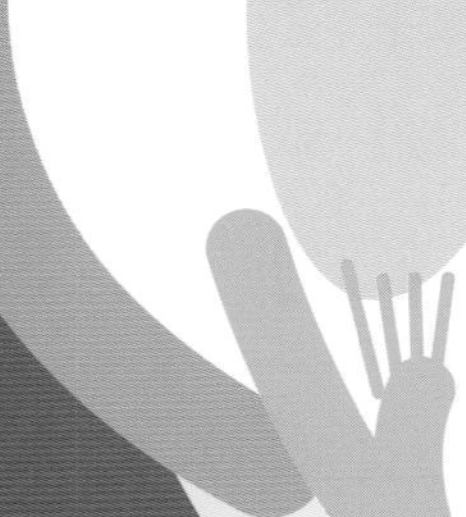

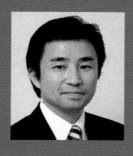

関西医科大学
眼科学講座 主任教授
髙橋 寛二（たかはし・かんじ）

医学博士。1984 年、関西医科大学卒業、同大学眼科学教室入局。2008 年より現職。関西医科大学附属病院眼科診療科長を兼務。日本眼科学会認定眼科専門医、日本眼循環学会常任理事など。

疾患の特徴

視力を守るため検診での早期発見を目指す

網膜は眼球の奥（眼底）で、像を結ぶカメラのフィルムのような役割を担っています。網膜の中心部には黄斑という直径約6ミリの組織があり、視神経につながる視細胞が集まっています。年を重ねることで黄斑に障害が出る疾患が加齢黄斑変性で、中高年以上の方は注意が必要になります。

主な症状として視野に生じるゆがみがあげられ、悪化すると視野の中心部が暗くなったり、見えなくなったりします。進行すると視力が低下し、色の識別にも支障が出て白、黒、灰色でしか認識できなくなり、さらに進行すると社会的失明のおそれがあります。

発症は4割の方が両眼性で、6割の方は片目のみでみられます。そのため、もう片方の目が視野を補ってしまい自覚が遅れることもあります。

加齢黄斑変性は萎縮型と滲出《しんしゅつ》型に大別され、日本では約9割が滲出型です。萎縮型は網膜の最深層にある網膜色素上皮という組織が萎縮する病態で、ゆっくりと進行します。

滲出型では網膜色素上皮のさらに奥にある脈絡膜の血管から新生血管という異常な血管が作られ、そこから水分が漏れてむくんだり、出血したりすることで視力が低下します。特に滲出型は進行が早いことが特徴です。いくつかの種類があり、日本で約5割を占めるのがポリープ状脈絡膜血管症（PCV）です。新生血管に大きな出血が起きやすいポリープのような瘤ができる病態です。

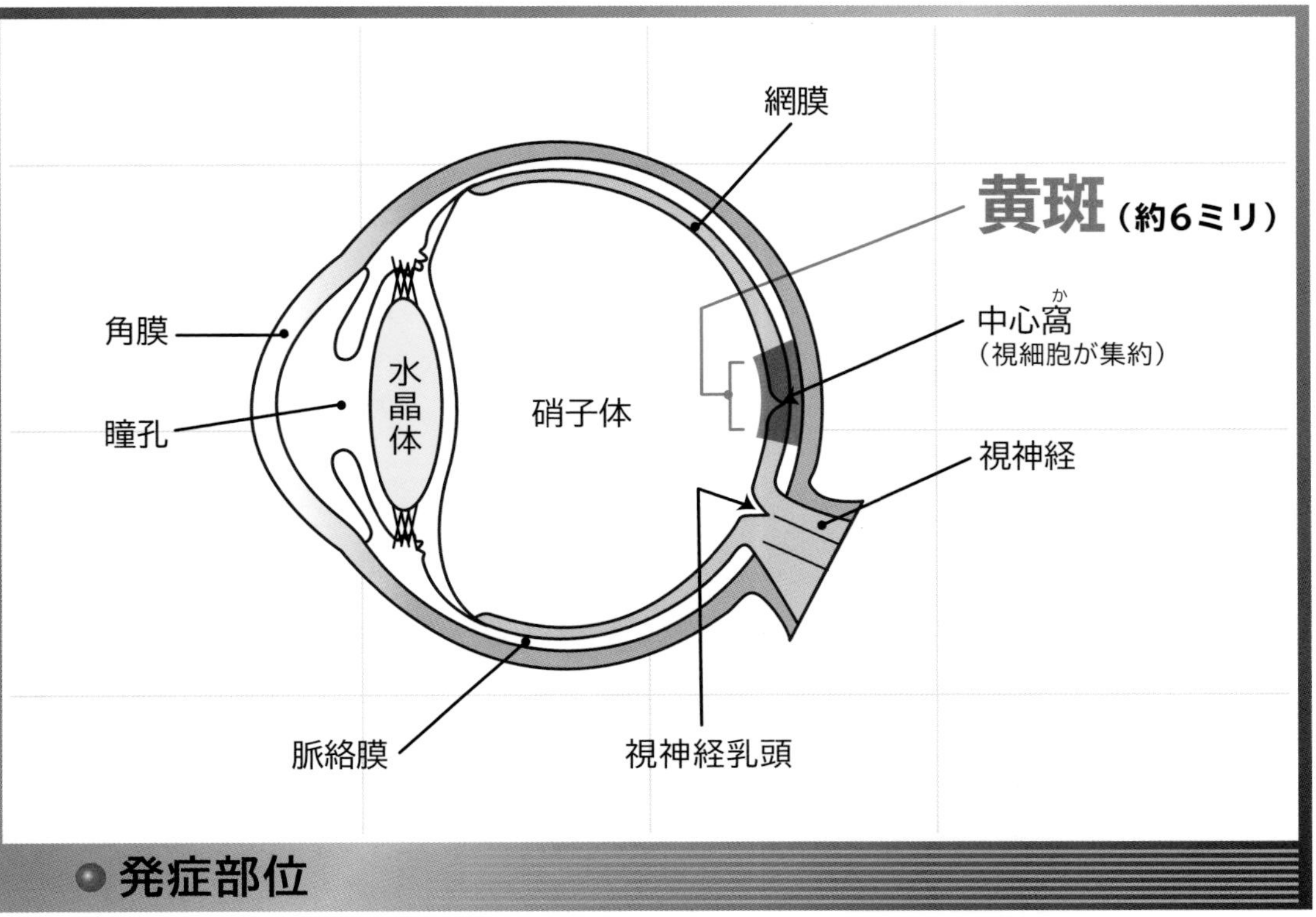

発症部位

主な治療法

眼底の様子を確認する検査を実施

診断では視力検査や眼底検査、蛍光眼底造影検査、光干渉断層計（OCT）検査などを実施します。眼底検査は黄斑部に生じた新生血管や出血の様子を確かめる検査です。

蛍光眼底造影検査は蛍光色素が入っている造影剤を静脈注射して眼底の様子を確かめる検査です。造影剤によって新生血管が光るため、形状や水分がどのように漏れているかが判明します。

OCT検査では網膜の断面の様子を観察します。新生血管の形や網膜のむくみ具合などを立体的に解析することができます。OCTアンジオグラフィーという造影剤を使わない検査機器が登場しており、患者さんの負担を抑えた検査が可能になっています。

滲出型は眼内への注射療法やレーザー治療などを行う

滲出型の加齢黄斑変性の治療法で中心となっているのが、抗VEGF薬を用いる抗血管新生薬療法です。新生血管の発生に関与する血管内皮増殖因子（VEGF）の働きを抑える抗VEGF薬を、定期的に硝子体内に注射します。また、抗VEGF薬には血管から水分を漏出させるというVEGFの働きを抑制する作用もあるため、視界のゆがみを引き起こすむくみ（黄斑浮腫）の解消にもつながります。

まずは4週間内に1回の注射を3度実施することが多く、そのあとの治療の間隔や頻度（8週間や12週間に1回など）

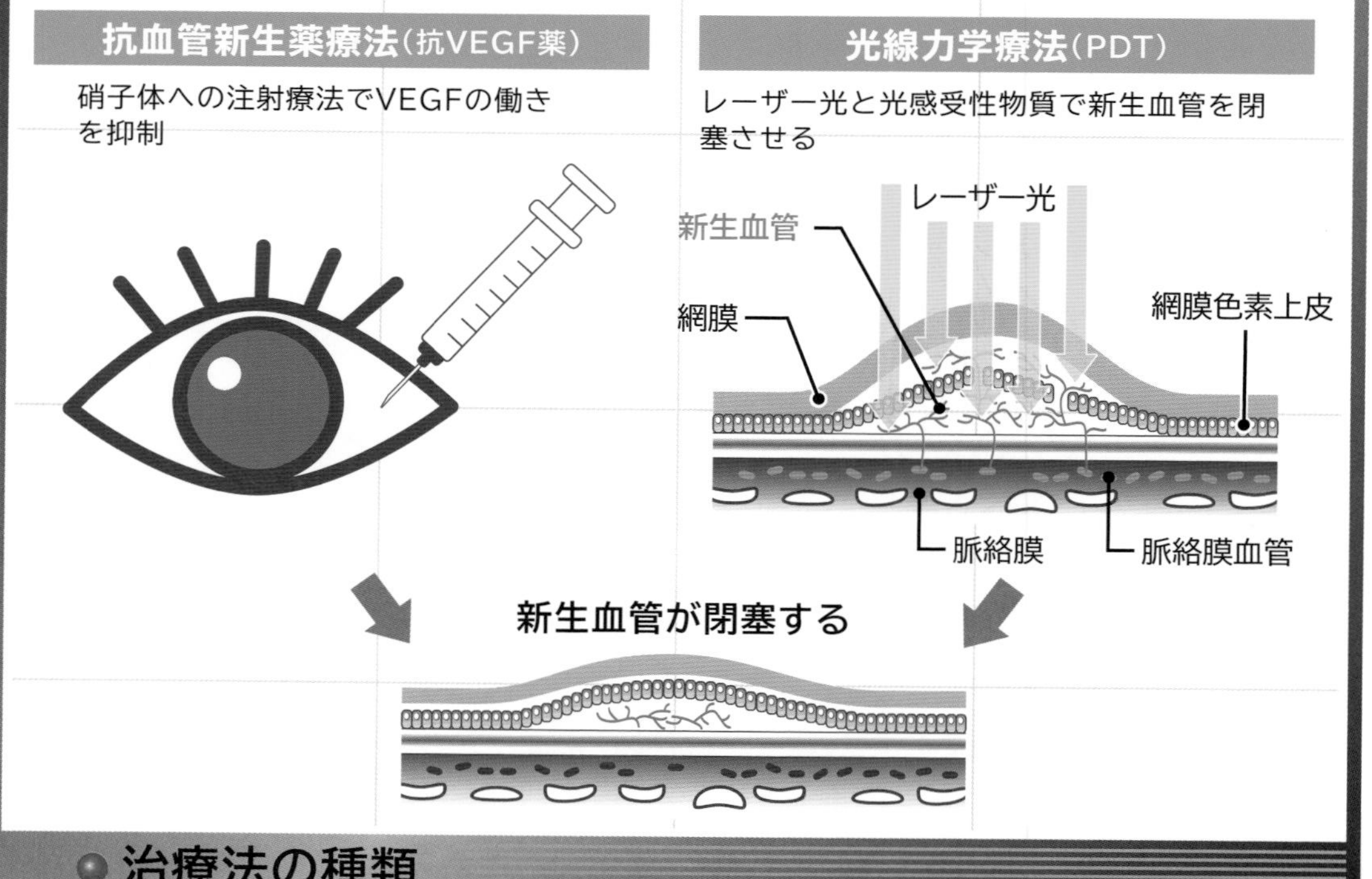

● 治療法の種類

主な治療法

については、患者さんごとに病状から判断して決定していきます。また症状が悪化した場合に再度、注射療法をする治療方針をとるケースもあります。ただ、非常にまれながら、副作用として心筋梗塞や脳梗塞の既往があると再発リスクが考えられるため、全身状態に配慮する必要があります。

光線力学療法（PDT）を実施することもあります。光感受性物質（ビスダイン、一般名はベルテポルフィン）を腕の静脈から注入したあと、弱いレーザー光を網膜の病変に照射します。この光感受性物質は新生血管に集まる性質を有しているため、弱いレーザー光でも新生血管を閉塞させることが可能で、かつ周辺組織への影響を抑えることができます。

治療から48時間は直射日光や強い光を浴びないようにする必要があるため、48時間ご自宅で療養してもらいます。その後数日間はサングラスや長袖の衣類などを着用して、光への対策をする必要があります。

新しい治療法の研究が始まる

萎縮型については、まだ有効な治療法がない状況です。また滲出型の場合でも、治療で新生血管の発生を抑制したり、縮小したり、閉塞させたりすることはできても、障害された黄斑が元通りになるわけではありません。ですから、早期発見・早期治療が重要となります。

また、iPS細胞を用いて作製した網膜色素上皮細胞シートを移植する治療法の研究も始まっています。

セルフチェック・予防

アムスラーチャート（碁盤の目の様な図）を使って片目ずつ視野をチェックします。ゆがむ、中心などが見づらいなどの症状がないか確かめましょう。

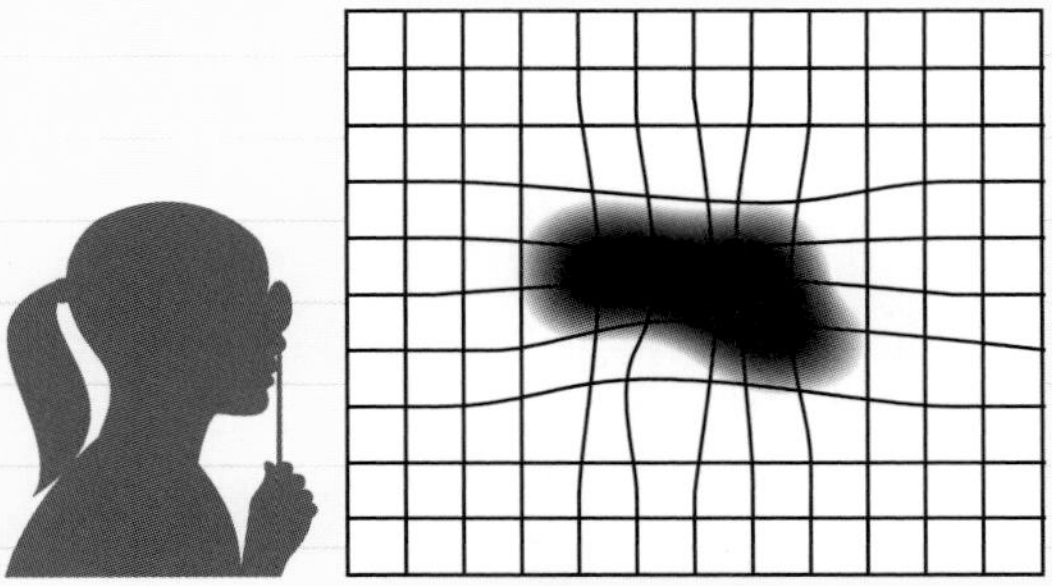

アムスラーチャートで視野の異常を確認

加齢黄斑変性の予防にはルテインが有効とされています。サプリメントで補ったり、緑黄色野菜を摂ったりすることで、もう片方の目に対する加齢黄斑変性予防につながります。

05

近くや遠くがぼやけて、
生活に不具合が生じる

視力矯正・近視・老眼

近視や遠視は遠くや近くがぼやけて見えない状態です。眼鏡なしの裸眼生活を送るため、手術で視力を矯正する方法があります。老眼は患者様の生活様式などを聞いた上で、手術も含めた、最適な治療方法を提案します。

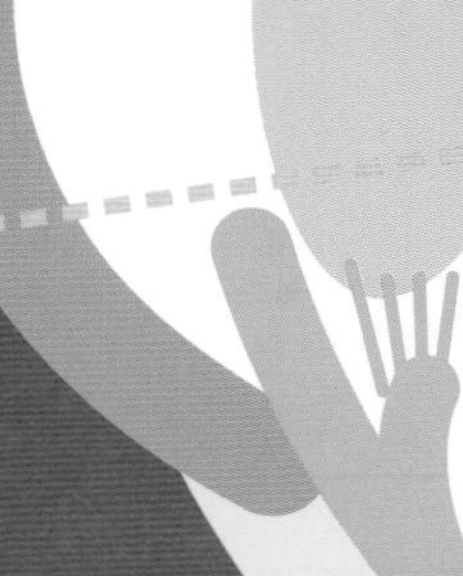

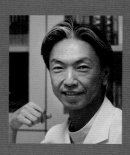

みなとみらいアイクリニック
主任執刀医
荒井 宏幸（あらい・ひろゆき）

医学博士。1990年、防衛医科大学校医学部卒業。1998年、クイーンズアイクリニック院長。日本眼科学会認定 眼科専門医。防衛医科大学校 非常勤講師

疾患の特徴

網膜に焦点が合わず、ぼやけて見える

カメラに例えるなら、近視や遠視はピントの問題、老眼はズームの不具合です。

カメラの場合、被写体の像はレンズを前後に動かしてピントを合わせ、フィルムに画像を焼き付けます。同様に、人が物を見る時、目に入った光は角膜と水晶体を通り屈折して網膜に写し出されます。人間の目はリラックス状態の時、レンズ役の水晶体は薄くなります。近くを見る時、水晶体は周囲の筋肉、毛様体の緊張で厚みが増し、近くに焦点が合います。これが調節です。

近視の眼は眼球の奥行きである眼軸長が伸びて長いため、網膜の手前でピントを合わせてしまいます。遠視は眼軸長が短く、ピントの合う位置が網膜より後ろにある状態です。

老眼は水晶体が硬くなり厚みが変化しないことによる調節力の衰えです。45歳前後から近くのものが見えにくくなる原因です。

目の調整力はジオプターという単位で算出します。これは焦点距離をメートルで表した際の逆数を取ったものです。例えば、焦点が合う距離が1メートルならば1ジオプター、3分の1メートルならば3ジオプターです。ちなみに、読書や新聞を読むには3ジオプター以上あれば、不便を感じません。目の調節力は加齢で減少します。一般的に45歳前後まで調整力は約3ジオプターあり、60歳前後で目の調整力はほぼ失われます。老眼は一生進行せずに、60歳前後で止まります。

カメラに例えるなら、近視や遠視はピントの問題、老眼はズームの不具合

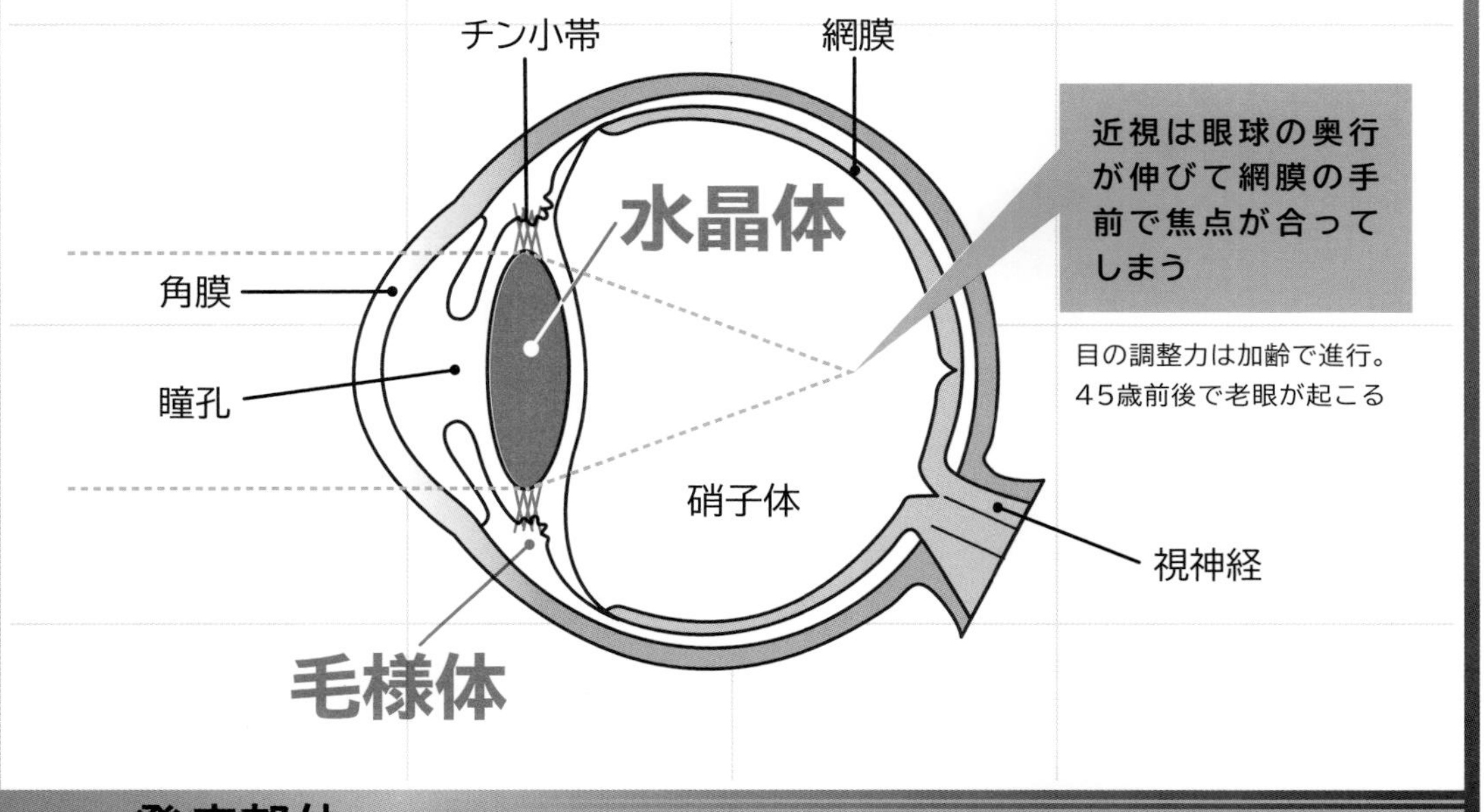

発症部位

主な治療法

レーシックは光の屈折率を弱めて矯正

近視や遠視、乱視は視力矯正できます。その方法の一つが、屈折矯正手術のレーシックです。

　レーシックは角膜の中央部分にレーザーを照射。その部分を人工的に扁平化、突出化させ、光の屈折率を弱めて矯正します。術前、フラップと呼ばれる蓋状のものを角膜の表面に作り、術後の傷を保護します。海外ではポピュラーな手術で、米国ではスーパーマーケット内の一画でデモンストレーションして、手術を呼びかけるほど身近です。

　さまざま種類がある中でも、特筆すべきは、今までレーシック手術が禁止だったパイロットや宇宙飛行士も受けられるアイレーシックです。他よりも上質に見える点が特徴です。アイレーシックは最新機器で精密に解析した高次収差のデータを活用し、デジタル制御でレーザー照射します。光がにじむハロー、ぎらついて眩しく見えるグレアが抑えられます。

　角膜より内側に入れるレンズ、フェイキックIOL（有水晶体眼内レンズ）のひとつ、ICLを希望する方が増えています。後房（虹彩と水晶体の間）に挿入するICLはレーシックのように、角膜を削る必要がなく、角膜が薄い方、強度近視などでレーシックが無理な方でも矯正可能です。

　老眼は多焦点眼内レンズで矯正すれば、メガネなしで遠くも近くも、ある程度、見られるようになります。近くを

近視矯正手術

レーシック

レーシックは角膜の中央部分にレーザーを照射して矯正

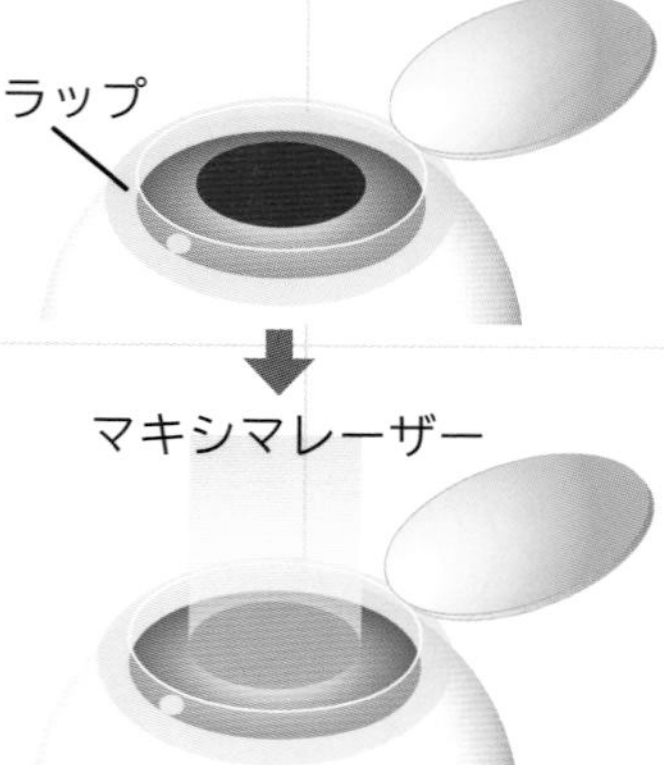

フェイキックIOL

角膜より内側に入れるレンズ、フェイキックIOL（有水晶体眼内レンズ）が最近の人気

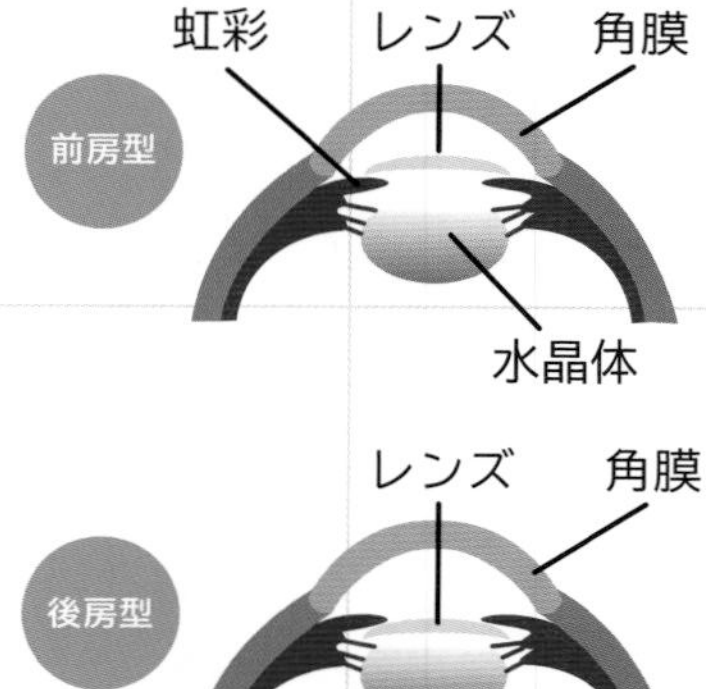

老眼手術

老顔は多焦点眼内レンズで矯正

治療法の種類

主な治療法

見る際、30～40㌢の距離で新聞の文字程度の大きさが読めるように設計されています。

世界中から収集した症例実績のビッグデータが手術を指南

視力矯正手術の際の強い味方が術中計測システム「ORA System」です。

このORAシステムは白内障手術に用いる眼内レンズの挿入術の際に使用する術中診断ツールです。世界中に設置された医療施設から収集した症例実績をビッグデータとして有しています。それをもとに、手術で生じた変数を定期的に最適化、アップデートします。医師の手技にあった眼内レンズの度数、切開によって起こる多少の乱視、惹起《じゃっき》乱視を検証し、カスタマイズされた手術を提案します。眼内レンズ挿入術で切開、または水晶体の除去を行うと、設定した度数や固定位置に誤差が生じる場合もあります。このORAシステムを導入することで、手術の精度が向上、より良好な症状改善が得られます。

またレーシックでは、最大1257カ所の測定ポイントを瞳孔内の直径7㍉の範囲に設置し、高次収差などを精密に解析する「iDESIGNアドバンストウェイブスキャン」、フラップの直径、深度、端部角度、形状をミクロン単位でコンピューター制御できる「IFSアドバンストフェムトセカンドレーザー」、生体組織をやけどさせずに切開、切除できる「STAR S4 IRエキシマレーザー」を駆使することで、手術の精度が飛躍的に向上しました。

現代の眼科治療の特徴

特徴1 術中診断ツールで多焦点眼内レンズ手術の精度が向上

特徴2 フラップの直径、深度などをミクロン単位でコンピューター制御

特徴3 生体組織をやけどさせないエキシマレーザーを使用

06

まぶたが垂れ下がり
視野が狭くなる

眼瞼下垂

眼瞼《がんけん》とは、まぶたのことで、下垂とは垂れさがること。眼瞼下垂とは文字どおり、まぶたが垂れ下がり、視野が狭くなる病態を指します。

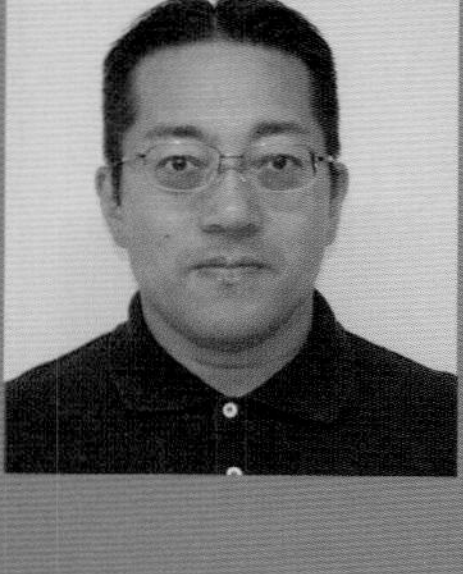

愛知医科大学
教授（特任）
柿﨑 裕彦（かきざき・ひろひこ）

大阪市立大学医学部卒業。2012 年から現職。日本眼科学会指導医・専門医。アジア太平洋眼形成再建外科学会元理事長。日本眼形成再建外科学会前理事長など。

疾患の特徴

まぶたが下がって見えにくくなった

「まぶたが下がってきて見えにくくなってきた」と感じたり、家族や友人から「最近いつも眠たそうに見える」と指摘されたりしたら、眼瞼《がんけん》下垂かもしれません。上まぶたが下がってきて視野が狭くなるもので、肩こりや頭痛、疲れやすさの原因になることもあります。

軽症の眼瞼下垂は上まぶたが下がっても瞳孔にはかかっていないもの、中等度は瞳孔を若干ふさぐ程度ですが、重症になると、まぶたが瞳孔をふさいでしまい、かなり視野が狭くなります。

眼瞼下垂を大別すると、①先天的なもの（生まれつきのもの）、②後天的なもの（大人になってから発症するもの）、③偽眼瞼下垂（一見、眼瞼下垂に見えるが、実は違う病気）の3つに分けられます。

生まれつきまぶたが下がっている場合、重度になると手術を検討します。治療しないと視力が成長せず、弱視になってしまう危険性があるからです。

大人になってから発症するものは加齢やコンタクトレンズの長期使用などが原因であることが多く、まぶたを上げる筋肉と腱、また、それらと共同で働く上瞼板筋（ミュラー筋）が弱くなり、まぶたが下がります。

まぶたを上げる筋肉に指示を与える運動神経が麻痺している場合もあります。その原因は脳梗塞や脳動脈瘤、脳腫瘍、動眼神経麻痺などで、思わぬ疾患が隠れている可能性があります。

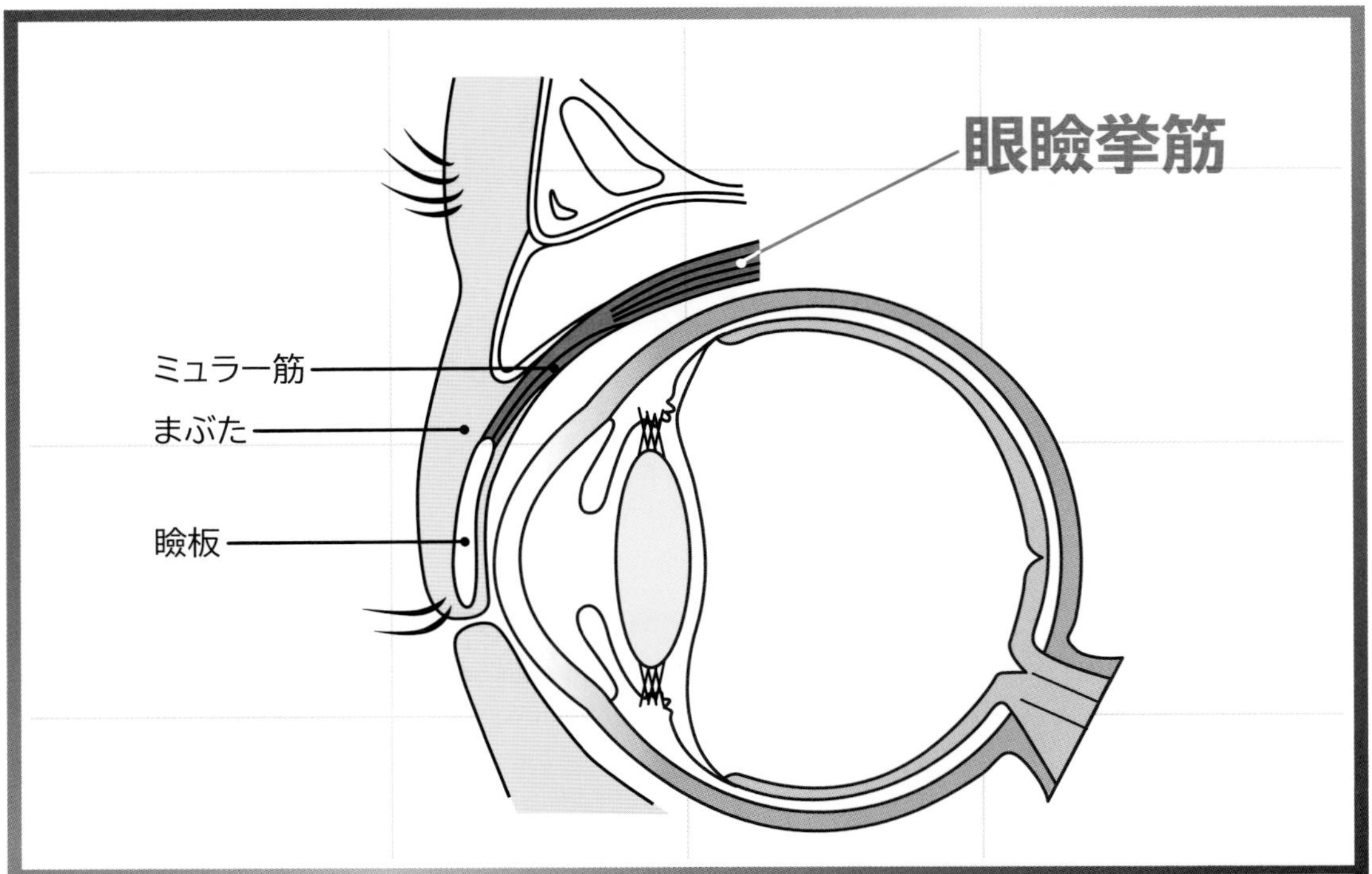

発症部位

主な治療法

上眼瞼挙筋、ミュラー筋などを短縮・固定し、まぶたを引き上げる

治療は通常、まぶたの筋肉が、どの程度機能しているかによって異なります。眼瞼下垂が視力に影響を与えず、患者さんが外見を気にしないなら、治療の必要はありません。

眼瞼下垂が視力・見栄えのどちらか、あるいは視力と見栄えの両方に問題を引き起こしている中等症、重症の場合、手術が必要になります。

まぶたを持ち上げる筋肉は、まぶたの中にある上眼瞼挙筋《じょうがんけんきょきん》、ミュラー筋、おでこにある前頭筋の3種類。ミュラー筋は交換神経に支配されており、感情が高ぶったときに目が大きく開いたり、眠くなったときに、まぶたが閉じたりするのはミュラー筋の働きによるものです。

上眼瞼挙筋、ミュラー筋が伸び切ったり、薄くなったり、はがれたりして、うまく上まぶたが持ち上がらないものの、まだ機能している場合、上眼瞼挙筋の腱やミュラー筋を同時もしくは別々にはがし、短縮・固定する手術を実施します。手術は局所麻酔下で行われます。

まぶたを切開し、筋や腱の後方の部分を前のほうの部分に縫いつけることで、筋や腱を短くします。筋や腱が短くなれば、まぶたを引き上げる力は強くなります。

切開した傷は二重まぶたの線に見えるので、傷が目立つことはありません。同時に、たるんだ皮膚を切除することもできます。

眼瞼下垂の種類

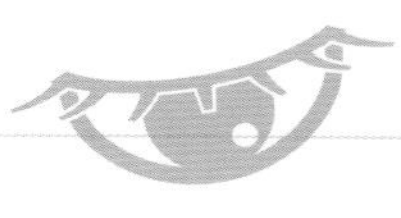

先天性眼瞼下垂

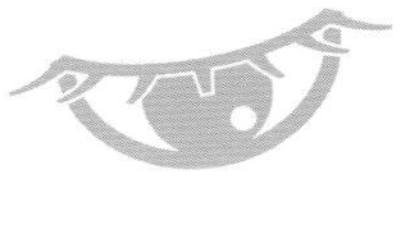

後天性眼瞼下垂

◎加齢性眼瞼下垂、コンタクトレンズ眼瞼下垂など筋肉や腱が弱くなるもの

◎脳動脈瘤や糖尿病を原因とした神経麻痺によるものなど

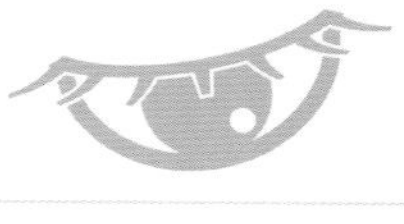

偽眼瞼下垂

眼瞼皮膚弛緩症、眼瞼けいれん、眉下垂など眼瞼下垂と症状が似ているもの

主な治療法

前頭筋の力を利用しまぶたを持ち上げる

上眼瞼挙筋、ミュラー筋が非常に弱っており、機能していない場合、あるいは神経麻痺で全く動かない場合などは3番目の筋肉である前頭筋の力を利用して、まぶたを持ち上げる「つりあげ術」と呼ばれる方法を選択します。

「つりあげ術」の手順は次のようになっています。2箇所切開する必要があります。

1 眉毛の上の部分を1㌢程度切開する

2 まぶたの部分を2㌢程度切開する

3 眉の部分とまぶたの部分の間にトンネルをつくる

4 そこに、ひも状の人工素材もしくは筋膜を入れる

5 ひも状のもので、前頭筋と、まぶたをつなぐ

つまり、おでこ（前頭筋）の力を活用して、まぶたを上げるわけです。偽眼瞼下垂で、上眼瞼挙筋、ミュラー筋のどちらにも異常がなければ、各疾患に対する治療を優先します。

たるんだ皮膚を切除し偽眼瞼下垂を改善

加齢などのために皮膚がたるみ、それが瞳孔にかぶってしまっている状態なら、たるんだ皮膚を切除することで偽眼瞼下垂を改善することができます。

眼瞼下垂は「眼瞼下垂症」という病気に対する「眼瞼下垂症手術」が保険適用となっています。美容的な要素が強い場合、保険は適用されません。

眼瞼下垂の主な治療法

つりあげ術

眉毛の上の部分を1㌢程度、まぶたの部分を2㌢程度と2カ所を切開し、眉の部分とまぶたの部分の間にトンネルをつくる。そこに、ひも状の人工素材・筋膜を入れ、前頭筋と、まぶたをつなぐ手術。

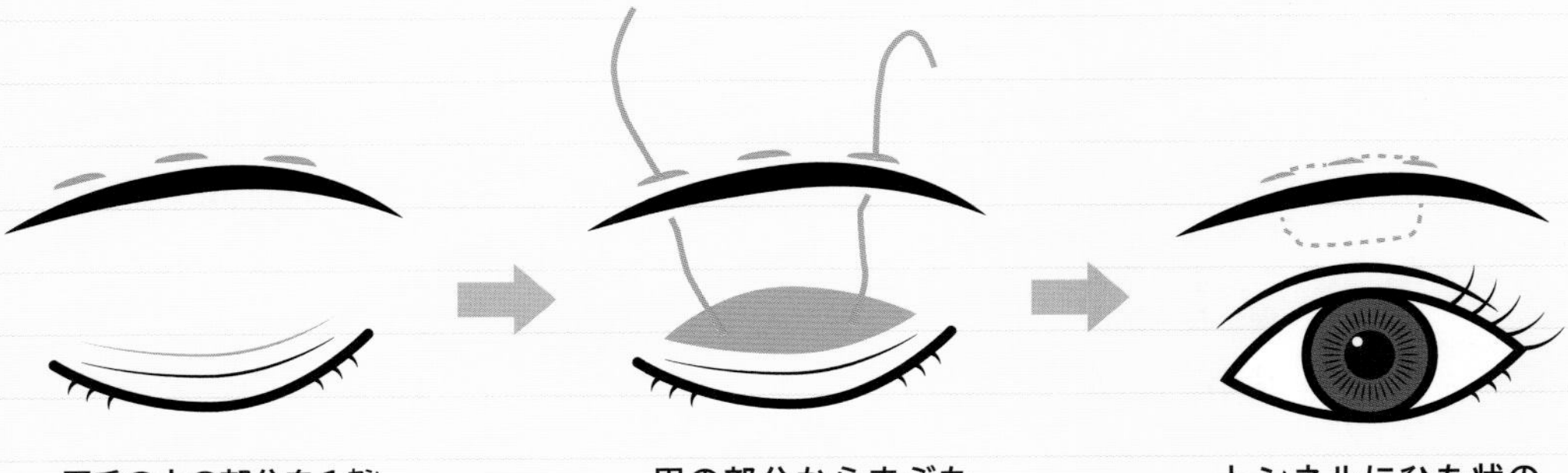

眉毛の上の部分を1㌢程度、まぶたの部分を2㌢程度切開する

眉の部分からまぶたの部分へトンネルをつくる

トンネルにひも状の素材を入れ、前頭筋とまぶたをつなぐ

特別寄稿

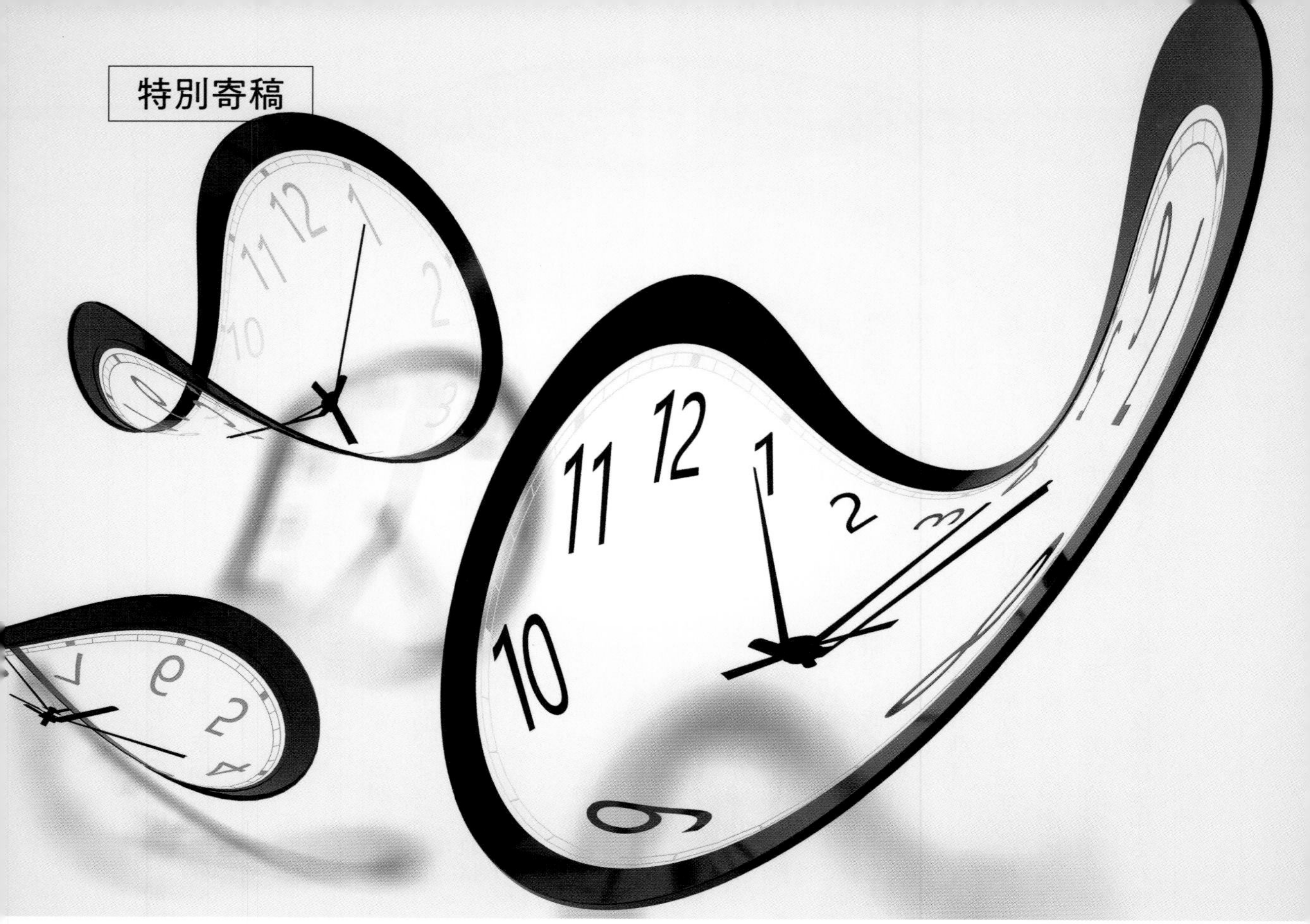

TOPIX

白内障手術のタイミングは……

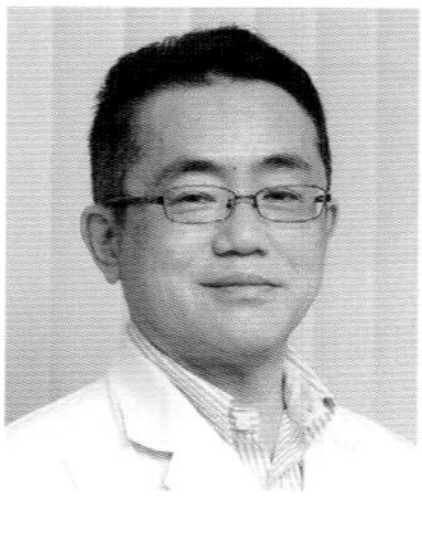

医療法人社団豊栄会
さだまつ眼科クリニック
理事長・院長
貞松 良成（さだまつ・よしなり）

1992年、順天堂大学医学部卒業。医学博士。順天堂大学病院眼科入局。同大学助手、成田記念病院眼科部長を経て、平成14年6月さだまつ眼科院長、平成17年4月より現職。日本眼科学会専門医。

白内障は大半の方がかかる病気。しかし、いつ手術を受ければ良いのかは意外とわからないもの。そこで、数多くの学会発表や論文にも評価が高く、白内障手術35,000例以上の実績を持つ眼科医療の名医・貞松良成医師に、白内障の種類や手術を受けるタイミングなどを本誌に寄稿いただいた。

白内障は大きく分けて2つ

白内障は先天性のものと後天性のものに大別されます。先天性のものは母子感染や代謝異常、ダウン症候群など出生時から乳幼児期に発症します。

後天性のものは原発性と続発性に分かれます。原発性は加齢により発症し、80歳以上になると大半にみられます。

続発性としては、緑内障やぶどう膜炎、網膜疾患などの眼科疾患や、糖尿病やアトピー性皮膚炎による全身疾患に伴うもの、更にはステロイド等の薬剤の影響や放射線の影響のものも見られます。その他に外傷によって生じる白内障などもあります。

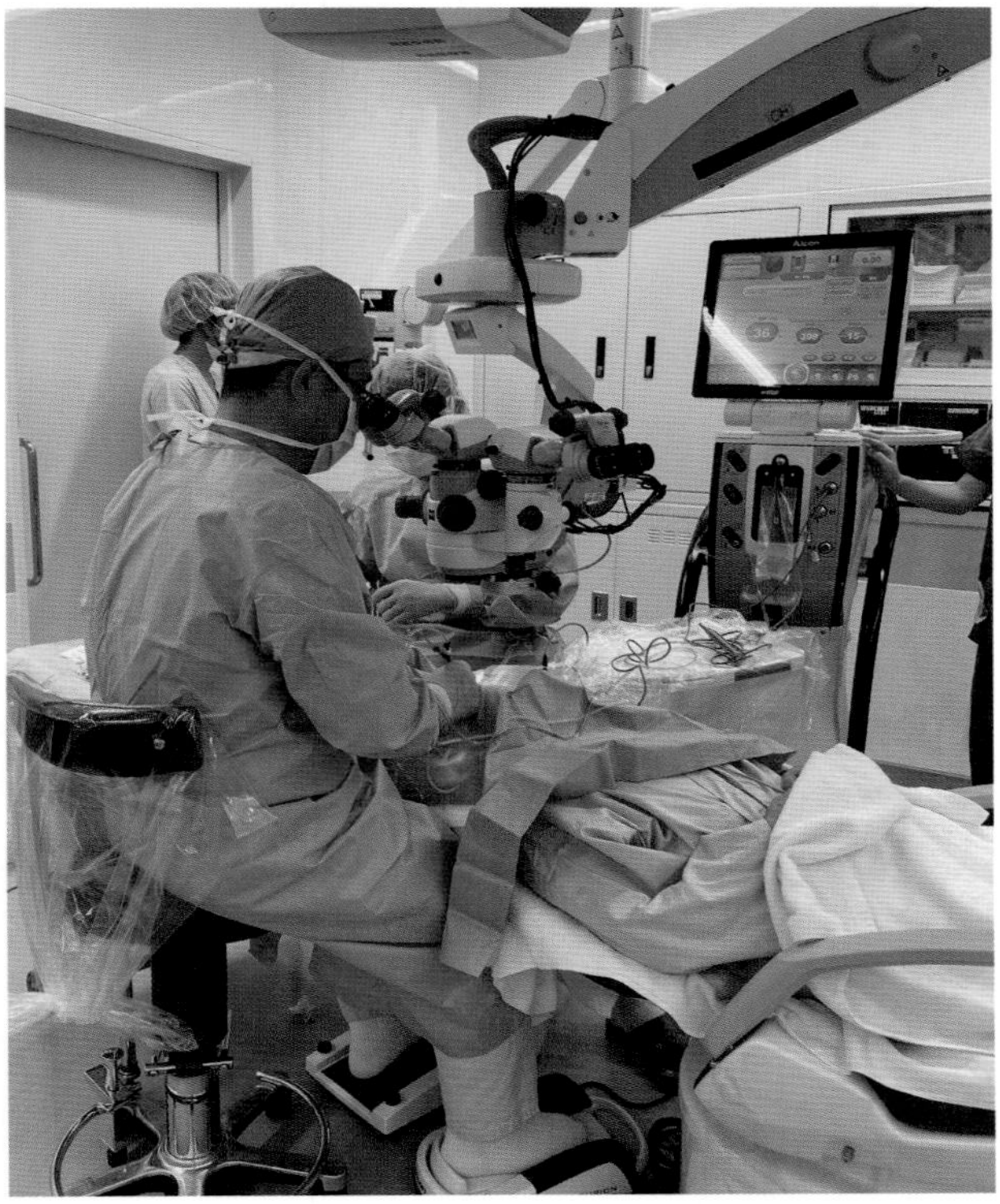

安心して受けられる白内障手術

白内障は誰もがかかる老化現象

白内障は点眼薬で進行を遅らせることは可能ですが、治すためには手術以外の方法はありません。手術時期は見え方や見づらさなどの自覚症状の度合いによって違います。基本的には、医師の判断と患者さんの希望に沿って手術を実施しますが、中には急性緑内障の原因となるものや、眼底疾患を疑わせるものに対しては早期の手術が検討されます。

私が大学の研修医だった30年ほど前に経験した話です。白内障手術はまだ超音波を用いた手術が一般的になっておらず、大きく切開し（10ミリから12ミリ）水晶体を丸ごと摘出する嚢外摘出術が一般的でした。現在の手術とは違い、しっかりと傷口を縫合する必要があるため、術後の乱視が強く眼鏡使用は当たり前という時代でした。手術の精度もそれほど高くはなく、手術時期については先輩医師からは「術前より見え方が悪いと言われると申し訳ないので、机の上のお茶碗が見えなくなったら勧めるように」と教わりました。

現在は小切開（2ミリ程度）の無縫合手術が主体となっています。機器や技術の進歩もあって、成功率も非常に高くなりました。それにより早期から手術が可能になってきました。また、単に白内障を治すだけではなく、乱視の矯正や老眼の治療を含めた眼鏡によらない日常の見え方の改善も可能となっています。

生活に不自由を感じたら手術を検討

白内障手術をするかどうかを判断する大前提は、本人がうっとうしさや生活に不自由を感じて治したいと思うことが基本です。白内障と言われて、日常生活で不自由を感じ始めたら、手術を検討したほうが良いでしょう。特に自動車を運転している人は気を付けるべきでしょう。日常の視力が0・7未満でも、いつも慣れている道しか通らないから大丈夫と話される方もいますが、慣れている道こそ油断があり、事故を起こすこともありますので注意が必要です。

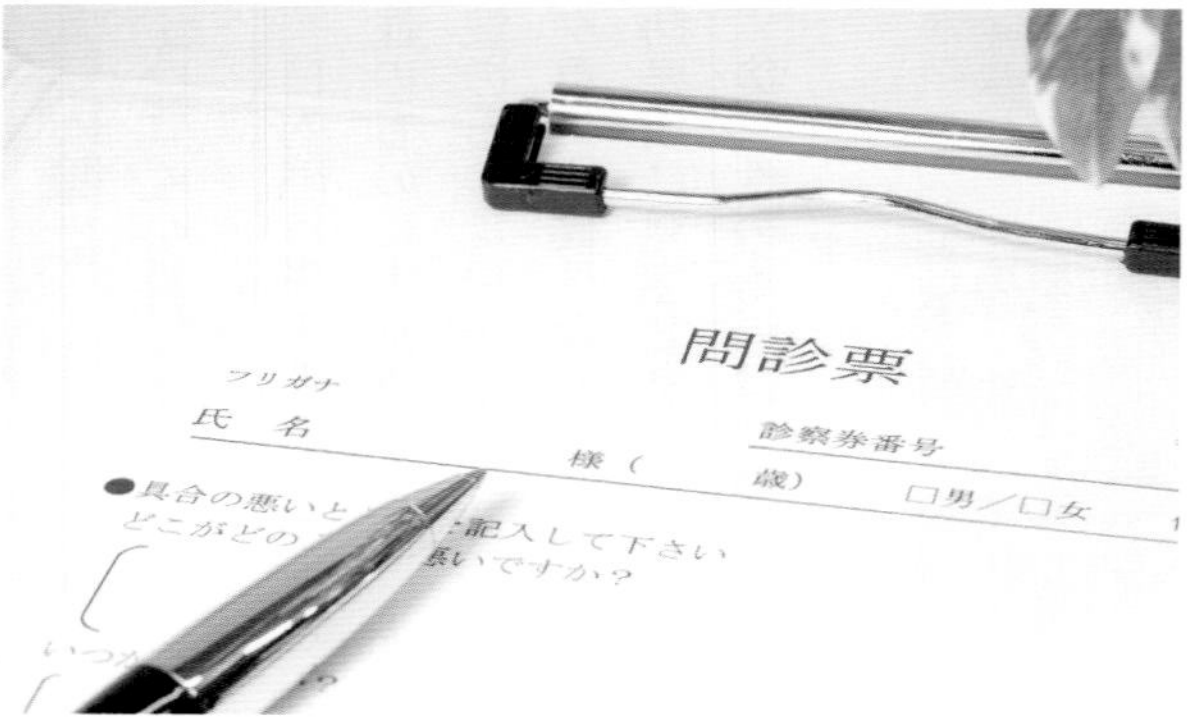

加齢による白内障として、特徴的なものに核白内障があります。核白内障は水晶体の中心が濁るタイプで、通常は進行が遅く、多少進行しても視界はクリアで、自覚症状が出にくいことが特徴のひとつです。また、進行に伴い近視化するので、白内障になる前より手元が見えるようになります。そのため、老眼が治ったと思い込み、悪化したとは感じないこともあります。このタイプの白内障は進行に伴い、水晶体が硬くなり超音波で破砕処理するのが困難になることもあるため、まだ見えているから大丈夫だと思っても主治医から手術が必要と言われることもあります。

白内障が進行すると手術後の結果が難しくなることも

白内障だけであれば、ほとんどの方は改善します。ただし、残念ながら改善しない場合があります。緑内障、糖尿病網膜症などの網膜の病気がある場合などです。白内障の程度が強いと陰に隠れて気づきにくいため、手術後にわかることがあります。それを避けるには日ごろの定期検査が重要となります。

経験した例を紹介します。5年前に他の医院で「白内障手術をしたほうが良い」と言われたが、忙しくて先延ばしにしていた方がいます。かなり見えなくなってきたので当院を受診され、成熟白内障（混濁のため眼底の確認ができませんでした）となっていました。早めに手術を行いましたが、思ったほど視力が出ず、眼底検査を行ったところ古い黄斑変性がありました。初期であればなんとかなった可能性もありますので残念な経験でした。このように担当医師が手術を勧めるのは、白内障の状況だけでなく他の病気が隠れていたり、悪化したりすることも考慮し、説明していることもあります。主治医とよく相談し、なぜ手術をしなければならないのかを理解し納得したうえで受ける必要があります。

ネット情報の取り扱いには注意が必要

ネット上には真偽不明の情報が多数見られます。眼科の分野でも多くの情報があり、例えば白内障も手術以外に薬で治るのではないかと思い込んで検索し、外来診察の際にそのことについてお話しされる患者さんもいました。そのようなサイトの情報を信じている方に、正しい情報を伝えるのは苦労することが多く、時間を無駄に過ごしてしまい、緑内障などでは治療を開始するころにはかなり進行している場合もあります。書籍であればある程度の監修が入りますので、いい加減なことは書けませんが、ネットは法の規制も甘く、医師以外の誤った意見であっても正しいことのように書かれています。常識とかけ離れた、医学的な根拠のない情報には注意が必要です。ただし、主治医が言うことに何も疑問を持たず、ただ受け入れるのではなく、気になることは主治医に相談し、十分理解し納得したうえで手術を受けることが必要です。

白内障手術の眼内レンズの選び方

白内障手術は、基本は保険診療になります。混濁した水晶体を取り除き、代わりに眼内レンズを挿入します。眼内レンズは単焦点眼内レンズと多焦点眼内レンズに大別されます。単焦点眼内レンズは保険診療で行えます。眼鏡をかけずに遠くが見える方が良いのか、近くが見える方が良いのかを選択する必要があります。多焦点眼内レンズは、一部保険が使える選定療養か全額自費の自由診療になります。

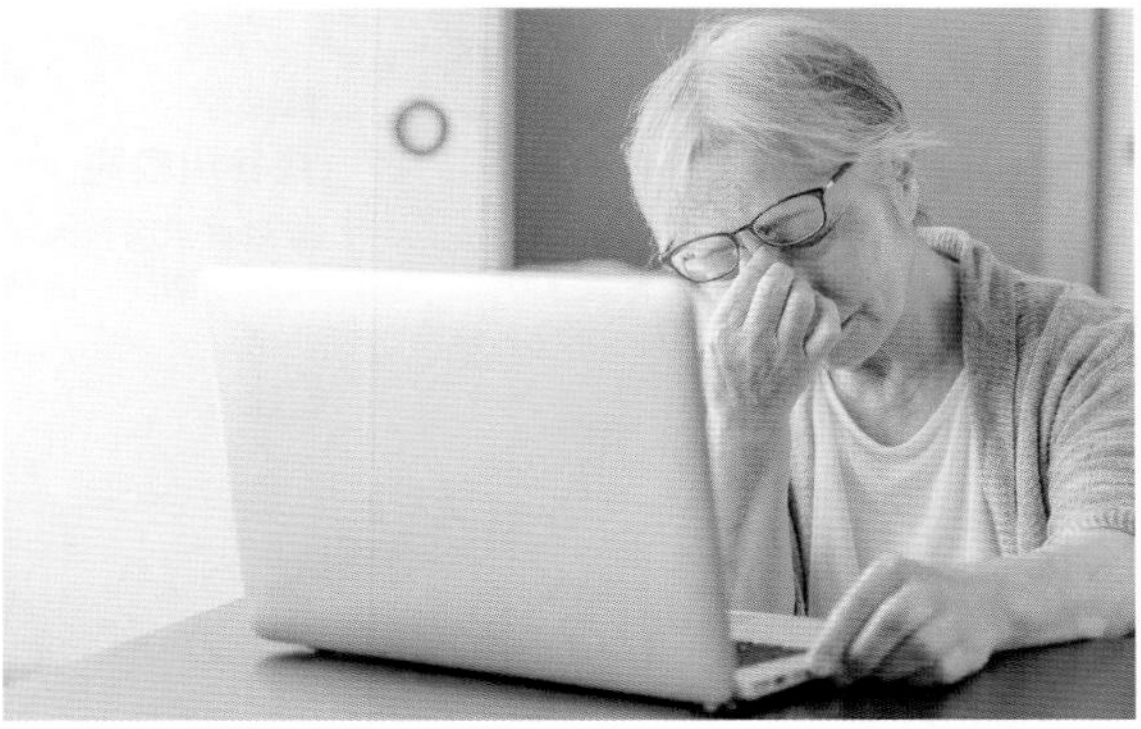

単焦点眼内レンズ選択のポイントは眼鏡なしで遠くを見たいのか、近くを見たいのかという点です。遠くを選んだ場合は、本を読んだりする際に眼鏡が必要です。反対に近くに合わせた場合は、外出する際に眼鏡が必要となります。最近では、単焦点眼内レンズの範疇ですが、近くの見え方も考慮された眼内レンズも出てきています。

遠くも近くもしっかり見たいということであれば、多焦点眼内レンズが良いでしょう。ただし、多焦点眼内レンズにも欠点があります。単焦点に比べてすっきり感に劣る場合があり、夜などハロー・グレア現象という光をまぶしく感じることもあります。

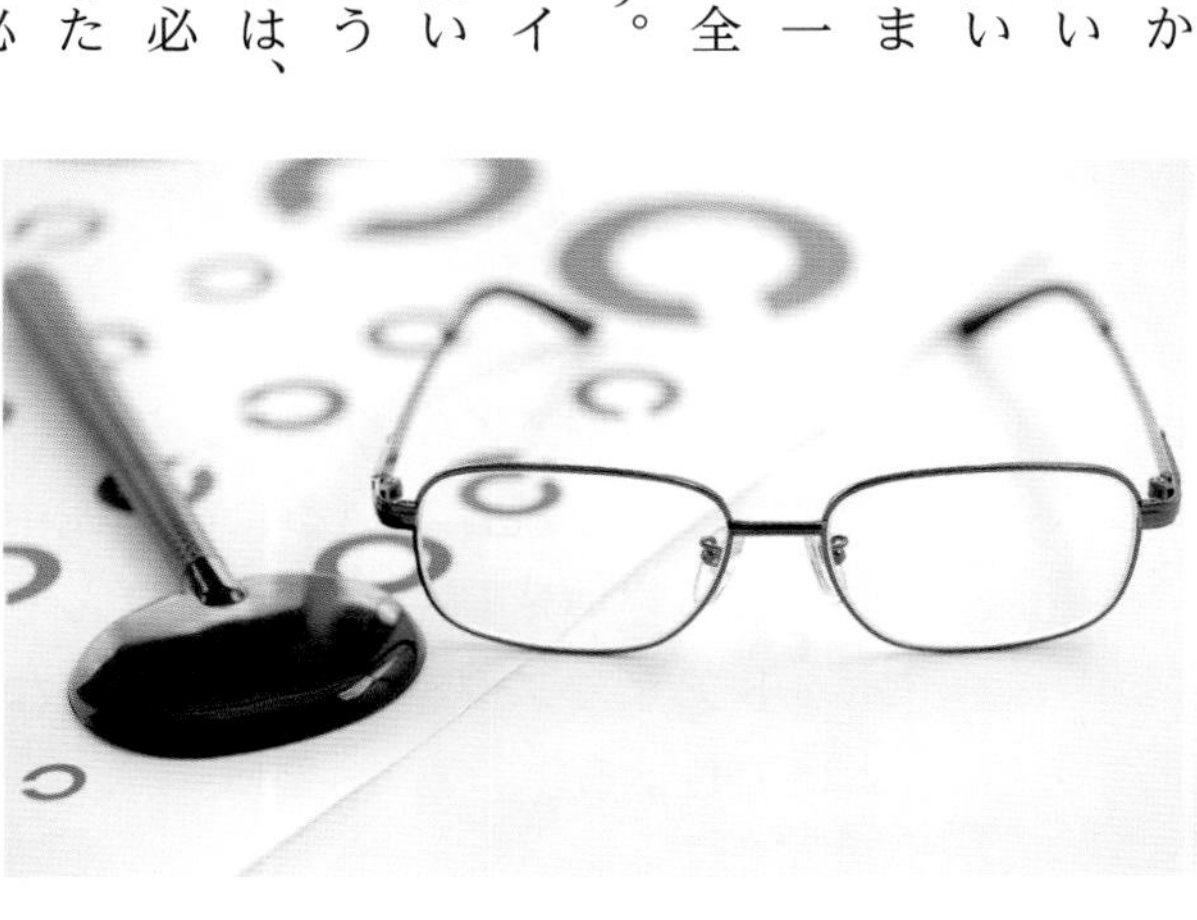

両方の長所や短所をよく理解した上で、自分の日常生活にあった選択をすることが眼内レンズ選びの重要なポイントとなります。きちんと主治医と相談して、自分に合ったレンズを選びましょう。

目のお悩み Q&A

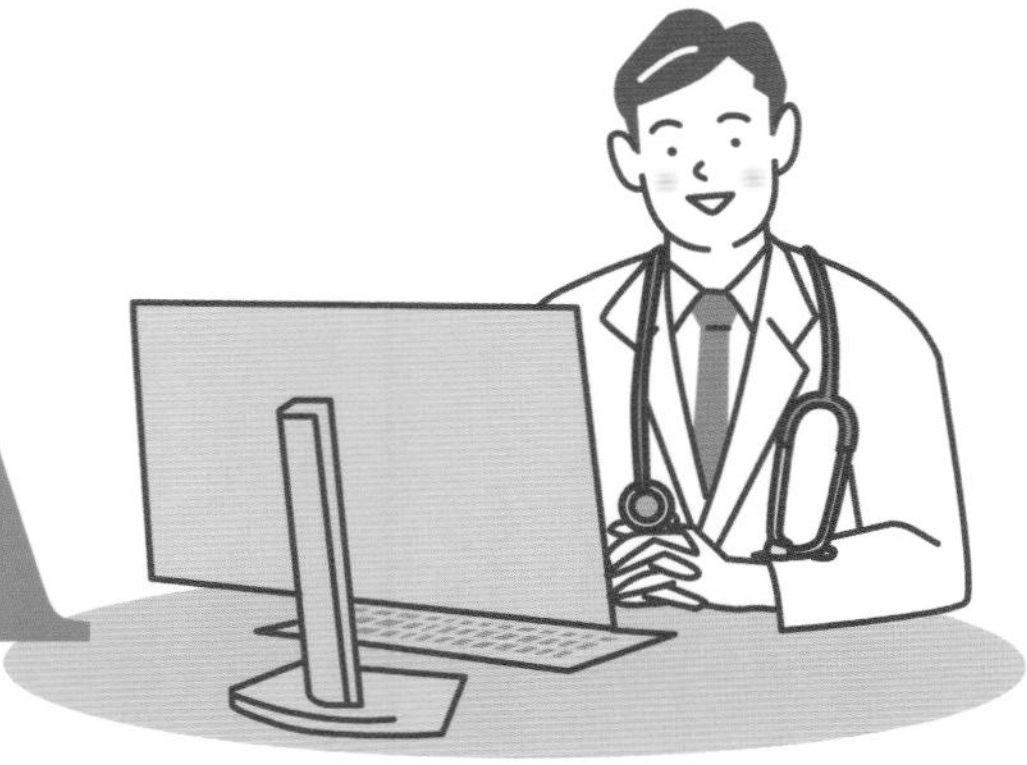

人が得る情報の大半を視覚が占めているといわれ、目に関する悩みは尽きることがありません。今回は読者から寄せられた目に関する素朴な疑問・悩みを、目のプロフェッショナルに相談してみました。

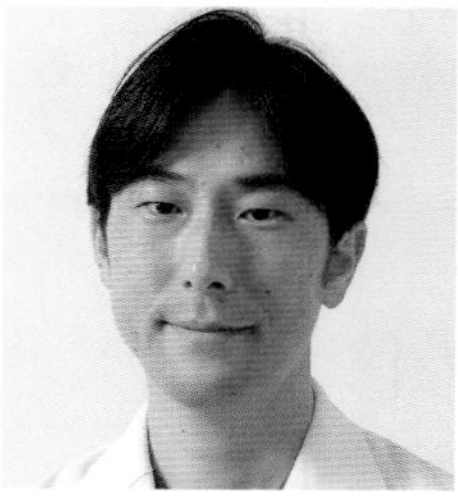

監修：
長谷川泰司
東京女子医科大学
眼科学講座　講師

Q1 ブルーベリーが目によいのは本当ですか。ほかにも目によい食べ物があれば教えてください。（70代女性）

ブルーベリーにはアントシアニンが多く含まれており、アントシアニン含有サプリメントを内服することでパソコン作業後の眼精疲労が軽減したという報告がありますが、大規模に調査したデータはないのが現状です。

ほうれん草やブロッコリー、モロヘイヤなどの緑黄色野菜には、黄斑（網膜の中心部）を保護するルテインやゼアキサンチンが多く含まれており、加齢黄斑変性の予防効果が期待されています。

Q2 目が疲れていると感じたとき、何か簡単にできる疲労回復法はありますか。（50代女性）

原因はさまざまですが、長時間におよぶ近方作業や目が乾く場合には目の疲れを感じやすくなります。近方作業中はピント合わせのために目の中の筋肉が収縮し続けているため、途中で休憩をはさむようにしましょう。散歩などの軽い運動や窓の外をぼんやり眺めたりすることは有効です。またホットアイマスクや温かいタオルなどを使用して目のまわりを温めるのもよいでしょう。

Q3 緑内障と診断され、点眼薬を使用しています。一体、いつまで続けなければいけないのでしょうか？（60代男性）

緑内障は治る病気ではなく、治療によって進行を遅らせて生涯にわたり視機能を保つようにするのが治療目標となります。従って、緑内障点眼薬は基本的にはずっと使用していくことになります。緑内障点眼薬を使用しても患者さんの症状が改善するわけではないので、点眼治療を継続する必要性を感じづらいかもしれませんが、緑内障点眼でしっかり眼圧を下げた状態を保つことが大切となります。

Q4 緑内障で視界が徐々に狭くなってきています。難しい疾患なのは知っています。メンタル面も含めて、アドバイスをください。（50代女性）

どの部位が障害されているかによって患者さんの不自由さは大きく異なるため、自身の視野障害部位を把握することが大切です。下方が見えづらい場合には「転倒や階段の踏み外し」に、耳側が見えづらい場合には「人やモノにぶつからないよう」に注意が必要です。視野障害が進行してくると、「失明してしまうのではないか」と不安を感じてしまうと思いますが、眼圧を低く保つことが治療の基本であり、主治医と二人三脚で治療に取り組む必要があります。

Q5 自分も含め、現代の若者は高頻度でスマートフォンを使用しています。昔（昭和の時代）より、令和は低年齢で目の疾患を発症しやすいのでしょうか？（20代女性）

スマートフォン使用だけが原因ではありませんが、以前に比べて児童生徒の近視の割合は増えています。近くの視標を見る場合、ピント調節の目的で毛様体筋が収縮し続けることで近くにピントが合ったままになり、近視が進むことがあります。また近くの視標を見る場合には寄り目の状態になるため、その状態が続くことで「スマホ内斜視」が生じることがあります。

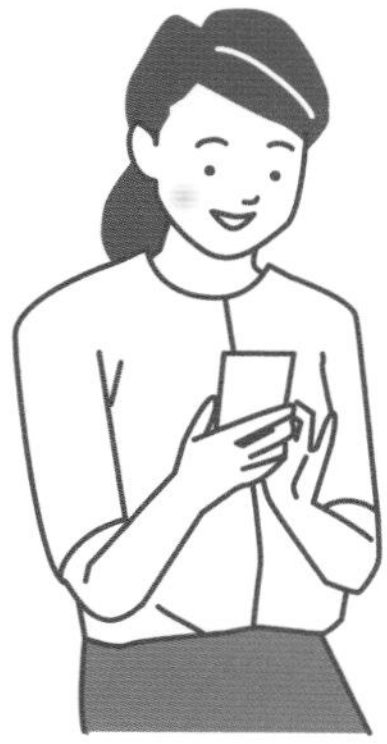

Q6 中学校の頃、視力が0.3しかなく眼鏡だったのに、20歳を過ぎて1.0に回復しました。こんなことってあるのでしょうか？（20代男性）

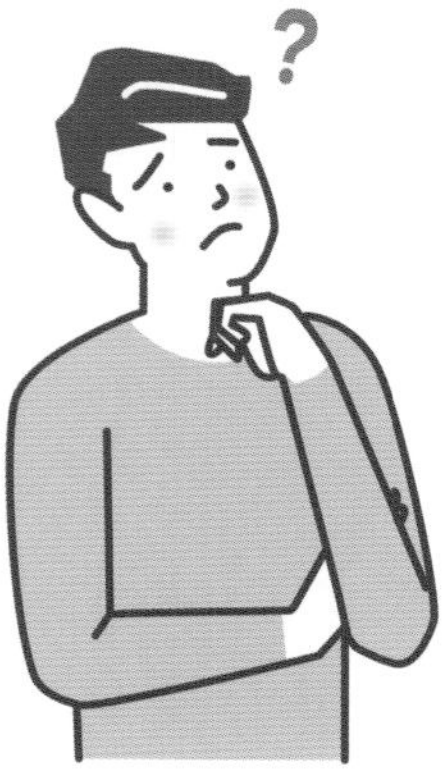

年齢によって近視や遠視の状態が変化していくことはよくあります。小学校低～中学年までは遠視の人の割合が高く、小学校高学年以降は正視、近視の人の割合が高くなります。遠視や近視の程度が強ければ裸眼視力が不良で眼鏡が必要となりますが、年齢とともにそれらが変化して裸眼視力が良好になることがあります。

Q7 老眼は絶対に治りませんか？（50代男性）

老眼は加齢による生理現象ですので、自然に治ることはありません。書籍やパソコン、スマートフォンの字が「ぼやける」「読めない」等の症状がある場合には近用眼鏡やコンタクトレンズなどで矯正する必要があります。

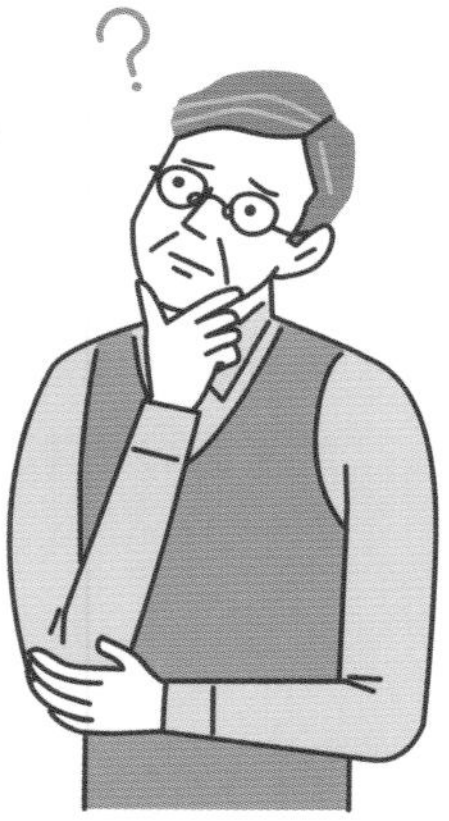

Q8 いつも、お風呂に入ると目が充血するのですが、なぜでしょうか。何か疾患が隠れている可能性はありますか？（50代男性）

入浴や飲酒によって血行がよくなり結膜の血管が拡張するために充血が生じます。これは自然な現象であり、心配ありません。入浴などと関係なく充血が生じ、目やにや痛み、視力低下などを伴う場合には結膜炎やぶどう膜炎などの可能性があるため眼科医の診察を受ける必要があります。

Q9 がちゃ目（両眼で視力の差がある）のため、度数が合う理想の眼鏡が見つかりません。（40代女性）

左右眼の度数が大きく異なる場合には、左右でみえる像の大きさが異なる不等像視を来たします。不等像視の程度が大きくなると両眼の像が一致しない、目が疲れるなどの原因となります。眼鏡で矯正可能な症例、コンタクトレンズが向いている症例、矯正が困難な症例もあるため専門家の診察が必要です。

Q10 もともと遠視でした。まだ老眼には早いと思うのですが、近くものが見えづらく感じます。（30代女性）

近くのモノをみるときに、遠視の人は近視に比べてより強くピント合わせをする必要があります。このピント合わせの力が低下する状態が老眼です。もともと遠くがよくみえている遠視の人では、ピント合わせの力が少し低下するだけで老眼の症状が現れやすく、同年代の中でも早期に老眼を感じやすいという特徴があります。

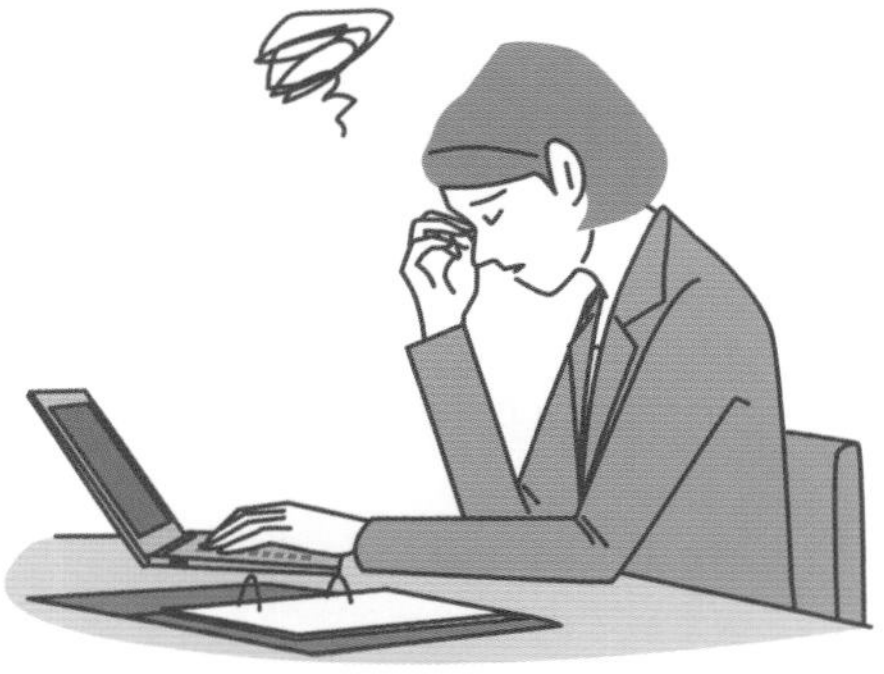

Q11 花粉症の時期になると目が猛烈にかゆくなります。何か対策があれば教えてください。（40代男性）

花粉が飛び始める前から抗アレルギー点眼薬を使用することで、症状が軽くなることや、症状が出る期間が短くなることが報告されています。花粉飛散時期の約2週前から抗アレルギー点眼薬を開始することが勧められています。また外出時に眼鏡やゴーグルを使用し、目の表面に飛び込んでくる花粉を減らすことや、防腐剤の入っていない人工涙液の目薬で目の表面を洗い流すことも有効です。

「見えづらい」を名医が解決！

名医のいる病院 2023

眼科治療編

2023年4月10日第1刷発行

発行人　：　小松久晴
編集人　：　粕谷義和

発行元　：　株式会社医療新聞社
〒161-0034　東京都新宿区上落合 2-22-11 加瀬ビル155
TEL　：　03-5337-2895（代表）／03-6279-3739（編集部）

編集長　：　岡林秀明
編集　：　遠藤広規／武田牧子／山田稔
取材・執筆　：　牧野晋一／高橋美森／五十嵐幸司／星裕一朗
デザイン　：　中田亙
撮影　：　小島健一／富岡甲之／増田智／黒川勇人／今村浩一
広告　：　株式会社リアライズエス
印刷　：　株式会社シナノパブリッシングプレス
URL　：　http://www.jmnn.jp/

本誌に関するお問い合わせは医療新聞社編集部へ